◆ 2021 年度司法行政戒毒优势教育戒治项目 ◆

整合式家庭治疗戒毒
理论与实务

张　灏　安家爱 ◇著

西南交通大学出版社
·成　都·

图书在版编目（ＣＩＰ）数据

整合式家庭治疗戒毒理论与实务 / 张灏，安家爱著
. -- 成都：西南交通大学出版社，2023.11
ISBN 978-7-5643-9623-7

Ⅰ. ①整… Ⅱ. ①张… ②安… Ⅲ. ①戒毒－精神疗
法－研究 Ⅳ. ①R163②R749.055

中国国家版本馆 CIP 数据核字（2023）第 228753 号

Zhenghe shi Jiating Zhiliao Jiedu Lilun yu Shiwu
整合式家庭治疗戒毒理论与实务

张　灏　安家爱　著

策划编辑／梁　红
责任编辑／梁　红
封面设计／原谋书装

西南交通大学出版社出版发行
（四川省成都市金牛区二环路北一段 111 号西南交通大学创新大厦 21 楼　610031）
营销部电话：028-87600564　　028-87600533
网址：http://www.xnjdcbs.com
印刷：成都勤德印务有限公司

成品尺寸　185 mm×260 mm
印张　15.5　字数　261 千
版次　2023 年 11 月第 1 版　　印次　2023 年 11 月第 1 次

书号　ISBN 978-7-5643-9623-7
定价　58.00 元

司法部司法行政戒毒优势教育戒治项目
"以家庭治疗为核心的戒毒人员心理矫治与康复体系"
项目研究团队

四川省戒毒管理局

安家爱　四川省司法厅党委委员，四川省戒毒管理局党委书记、局长

赵举游　四川省戒毒管理局党委委员、副局长

郑　芳　四川省戒毒管理局教育矫治处处长

四川省眉山强制隔离戒毒所

魏传讯　四川省眉山强制隔离戒毒所党委书记、所长

骆志军　四川省眉山强制隔离戒毒所二级高级警长

冯　永　四川省眉山强制隔离戒毒所教育矫治科科长

成都师范学院

张　灏　成都师范学院教育与心理学院副教授

张静秋　成都师范学院教育与心理学院讲师，博士

刘　杨　成都师范学院教育与心理学院讲师，博士

罗怡婷　成都师范学院教育与心理学院讲师

四川省心理与行为科学学会

杨　柯　四川省心理与行为科学学会会长，教授

张崇福　成都市郫都区嘉祥外国语学校，中学高级教师

序　言

　　"天下之本在国，国之本在家。"党的十八大以来，习近平总书记围绕注重家庭、注重家教、注重家风建设做出了一系列重要论述。习近平总书记关于"家"的深情话语，使我们深切感受到中华传统文化绵延至今的家国情怀。"家"在中国文化中有着特殊的意义，同样，对戒毒人员而言，"家"的内涵深厚，是其戒治道路上的港湾。

　　戒毒人员的复吸风险很高，主要受四个方面的影响：（1）成瘾行为史和反社会行为史，表现为早期药物成瘾、酒精成瘾等不良行为以及其他的被拘留和监禁的犯罪历史。（2）成瘾的人格倾向，表现为较高的感觉寻求倾向、较低的自我效能感、较差的控制能力、较低的自我价值感、冒险、任性及固执等。（3）对成瘾的错误认知，包括态度、价值观、成瘾思维等，表现为对法律和司法系统的负性认知，认为成瘾行为能够获得快感并且危害不大，寻找各种理由把成瘾行为合理化。（4）成瘾的关联系统，即"成瘾行为的社会支持系统"，指具有成瘾行为或倾向的同伴群体对个体成瘾行为产生诱发作用；反之，如果家庭接纳戒毒人员，良好的同伴群体给戒毒人员提供帮扶，则可以有效防止其复吸。

　　《整合式家庭治疗戒毒理论与实务》是一本以家庭治疗为核心的心理戒治取向的好书。该书是"以家庭治疗为核心的戒毒人员心理矫治与康复体系"的科研项目的研究成果，是对推进戒毒工作本土化的积极探索。研究基于生命史理论与生态化理论，以"家"作为吸毒人员重塑、回归与成长的重要载体，以整合式家庭心理矫治模式落地实践。同时，"家"作为个体生活发展的核心概念一直伴随个体的发展和成长，以

"家"为矫治对象，既符合中国传统文化背景，又贯通理论实践，实现了以"家"为起点，以"个人"为切入点，以"家国"为终点的戒治目标。

本书通过问答和活动的模式进行阐释，避免了晦涩难懂的专业术语。本书的核心内容"整合式家庭心理矫治"及"教育矫治评价体系研究"符合戒毒人员实际，符合科学戒治要求。

我认为，本书的出版，对推动科学化、系统化的循证戒治具有重要意义。我相信，无论是戒治工作者，还是受毒品困扰的吸毒者以及他们的家人，都能从本书中受益，帮助戒毒人员迈向康复之路。

杨 波

2023年10月

目录 ● C O N T E N T S

第二章 认识自我

第四章 团体的动力

第三部分

整合式家庭
治疗戒毒实务

第五章　家庭心理教育课程设计与实施

第六章　家庭团体辅导活动设计与实施

第七章　以家为核心个体矫治设计与实施

第一部分

整合式家庭
治疗戒毒理论

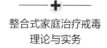

第一章

了解家庭

一、认识家庭

1. 家庭形态对家庭成员身心健康有什么影响？

家庭形态一般由家庭规模和家庭结构两方面的要素构成。家庭形态的类型一般包括：核心家庭、主干家庭、联合家庭。核心家庭是指由父母和孩子组成的家庭，孩子属于未婚状态。主干家庭是指父母和已婚孩子共同生活的家庭。联合家庭是指已婚的兄弟姐妹两家人或两家人以上一起生活。

1）核心家庭

核心家庭相对于其他两种家庭而言，父母掌握了孩子的主要教育权，所以，如果父母双方对孩子教育意见不一致则容易对孩子身心发展造成不良影响。夫妻双方关系不融洽，也容易影响孩子的性格发展。核心家庭有一种变式，即单亲家庭。研究表明，单亲家庭子女由于缺乏父母双方的情感陪伴，缺乏足够的安全感和家庭自豪感，相比双亲健全家庭的子女更容易产生孤僻、焦虑等心理问题。

2）主干家庭

主干家庭在一定程度上可以促进家庭成员跨代之间的交流，增进成员之间的感情。但是主干家庭存在两对夫妻、两个中心，所以，在主要家庭掌权者这一问题上处理不好就容易产生矛盾，例如婆媳冲突，而这些矛盾往往会让其他家庭成员左右为难。

3）联合家庭

联合家庭指有血缘关系的两个或多个性别相同的人及其配偶和子女组成的家庭类型。联合家庭关系复杂，容易产生住房或者财产问题。联合家庭要注意家庭成员间感情的培养。家庭成员之间关系亲密，身处其中的孩子能够理解他人，和大多数人相处融洽。但需要注意的是，在联合家庭中成长的孩子可能比在核心家庭和主干家庭中长大的孩子更容易依赖他人，因此，要注意培养他们的独立性。

2．家庭规则是什么？在家庭治疗中如何建立好的家庭规则呢？

每个家庭都有一些不成文的规定或者潜在的规范，例如父母会告诉孩子吃饭时不允许玩手机，或早晨8点以前起床等，这些都属于家庭规则。家庭规则起着约束家庭成员的作用。早期家庭规则的制定者是父母，所以，早期家庭规则的形成和父母家庭教育方式、个性特点、受教育程度、社会地位、家庭收入、婚姻关系等都有很大的关系。

好的家庭规则有利于家庭成员健康成长，有利于良好家庭氛围的营造，但僵化的、不良的家庭规则会影响家庭关系，使其朝着不好的方向发展。在家庭治疗中，首先，治疗师会对个体的家庭规则进行"病因诊断"，分析造成不良家庭规则的原因；再通过家庭成员沟通时的姿态、相互间的水平距离等来显示家庭规则；最后，治疗师会利用原生家庭的重塑来修正家庭规则。

3．家庭里的"毒性教条"有哪些危害？

在制定、修正家庭规则的过程中，需要注意"毒性教条"。"毒性教条"是指腐朽的家庭规则。例如，父母应无条件地被尊重、父母的权威不能被触犯、天底下没有不是的父母、严父出孝子、孩子不需要被平等对待等。

家庭中"毒性教条"会对孩子的身心健康造成很大的影响，让孩子自我否定、自我贬低。更可怕的是，"毒性教条"还会在原生家庭中一代传一代。当家庭成员之间发生矛盾时，"毒性教条"会变得更加活跃。同时，"毒性教条"还可能营造孩子的"假我"，即孩子在不开心或者被迫接受父母的不合理意见的时候表现出接受和开心，在不知不觉中把不应该的行为合理化，把它们变成理所当然。对于吸毒者而言，家庭中的"毒性教条"可能会使他们在面对吸毒这样不合理、违法的行为时缺乏客观判断。

4．家庭系统运作的特点有哪些？

家庭系统概念（Family System）是经验家庭治疗的重要组成部分。家庭被视为一个相对稳定的系统，其成员之间的互动产生了一系列规则，这些规则既有形式化的也有非形式化的，从而形成了家庭的基本结构，成员之间也形成了特定的交往方式。此外，家庭被认为是一个开放的系统，与外部系统持续进行着交互，家庭成员之间以及家庭的不同子系统之间不断发生着互动。作为一个整体系统，家庭有能力主动与外部系统进行交互，也有能力选择是否与外部系统保持联系。

家庭系统运作具有十大特点：整体性、矛盾性、平衡性、阶层性、规则性、开放性、因果循环性、互惠性、反应的主观构建性、界限性。界限模糊僵化易导致家庭问题。

家庭是社会的细胞，是我们每一个人成长的土壤和避风的港湾。如果我们家庭内部存在种种矛盾，家庭成员之间就无法相互配合，实现家庭的功能。可是，如果家庭成员过度依赖或是漠不关心，也可能用爱之名对其成员进行控制或是成员之间存在明显的排斥与对抗，这些都是家庭冲突的表现形式。

5．家庭冲突真的那么可怕吗？

家庭冲突可能普遍地存在于我们的家庭生活中，家庭成员在社会中多多少少承担着不同的压力，而忽略或者无力以更积极的状态面对家庭。每天忙碌不堪，交流减少，导致互相配合实现家庭功能变得困难。但是，随着社会的变革，家庭也在逐渐适应这种变化，成员之间调整相处的方式，可以更加有效地进行沟通，以维持正常的家庭的功能。

家庭冲突对个体生活产生了深远的影响。为了避免或减少家庭冲突，首先需要探讨冲突的根源和性质，然后进行家庭治疗会谈，让来访者及其家庭成员一起接受治疗。治疗的重点在于培养成员之间克制、理解、尊重和交流能力，解决冲突，制定家庭规则，避免父母代替子女做决定，摆脱对他人的过度依赖。最后，所有家庭成员都需要了解并确认在家庭冲突中自己和他人所扮演的角色，全体成员必须共同努力，改变彼此的交流方式。

精神分析理论认为，家庭中常见问题难以解决的根源在于个体的童年经历。也就是说，个体可能会将童年时在家庭中经历的矛盾和痛苦压抑到潜意识中，这些矛盾和痛苦可能会以一种伪装的方式在成年后的生活中表现出来，导致个体难以理解为何一个微不足道的事件会引发如此激烈的家庭冲突。精神分析可以通过处理个体童年和青少年时期的矛盾和痛苦来减少家庭成员之间的不理解和冲突，促进家庭成员之间的沟通和交流，重建幸福的家庭生活。

6．生活中的重要他人有哪些？

"重要他人"一词最早出现在美国学者乔治·赫伯特·米德（Mead G.H.）的《心灵、自我与社会》一书中，后来，美国社会学家米尔斯（Mills C.W.）对其加以发展，并首先明确提出概念，认为它是社会化的主要因素之一。

"重要他人"是一个心理学名词，指一个人在心理人格形成以及融入社会的过程中，对自己具有重要影响的人。"重要他人"可能是我们的父母或其他长辈，可能是兄弟姐妹，可能是我们的导师，抑或是偶然相遇的人。一般来说，人的一生会受到四位重要他人的影响，他们分别是幼年时期的父母、童年时期的老师、少年时期的同伴以及成年时期的伴侣。每个人的生命中一定会遇到几个重要他人，回想起人生每一个重要转折，都少不了重要他人。他们在个体的成长过程中，或扮演着导师的角色，或是一位领路人，总之，他们对个体的人生产生了深远的，或积极的，或消极的影响。重要他人之所以会对个体的人生产生影响，一方面是因为我们在乎重要他人的评价；另一方面，他们的言行可能会改变我们的想法和行为。

7．什么是原生家庭的联结？

原生家庭是你所来自的家庭，而并非你组建的家庭。家庭被视为一个系统，其内部有一些规则和原则在运作。每个家庭都有着紧密的内在连接，无论这种连接是否被成员所感知，都将发挥重要作用。每个原生家庭都有自身的运行规则，家庭成员打破规则可能带来消极的情绪，与其他成员产生冲突；成员间遵从规则，则可能产生积极的力量。当然，原生家庭中可能存在一些不良的规则，对家庭及其成员的发展产生消极的作用。通过系统排列，我们常常能够掌握一些方法来解决家庭内部持续存在的矛盾。

所有人都与其家庭紧密相连，无论是父母、兄弟姐妹还是其他人。许多情况可能呈现不同的表现形式，但其本质并不容易被察觉或观察到。例如，即使一个人与家庭分离，他（她）仍会承载着家庭的情感负担和能量。他（她）会持续受到家庭命运、家人行为以及他们情感的影响。可以说，这种联系和相似性超出了我们的想象。

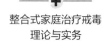
我们与家庭成员之间存在着生物上的紧密联系，无论他们在世与否。我们常常假设，只有我们认识的家人或与之关系密切的家人才对我们产生重要影响。家庭中的有些影响是显现的，成员可以非常明确地感受到，而有些影响则是以一种隐蔽的方式出现。"家庭系统排列"是一个非常重要的发现，如伯特·海灵格所言："所有家庭成员既是独立个体，又是家庭的一部分，每个排列案例都在不断验证和确认这一发现。海灵格的家庭系统排列理论揭示了家庭作为一个系统的复杂性。它不仅是一个实体，还是一个充满活力的能量场。在这个能量场中，存在着一定的秩序和运作机制。尽管偶尔会有例外的情况，但总体而言，一些重复的规则不断在这些家庭的能量场中发挥作用。在家庭中，孩子们最容易受到这些补偿性反应的影响，他们的潜意识常常吸收系统中的能量，试图维持家庭的平衡和秩序。

二、家庭能源

1．家庭治疗中有哪些支持方式？

1）夸奖

夸奖在治疗中是一种非常有效的支持性技术。然而，需要确保来访者认同并接受夸奖，才能使其成为促进适应性行为的强化因素。不恰当或虚假的夸奖可能比不夸奖还要糟糕，这会妨碍建立和维持积极的治疗关系。

2）保证

保证要态度诚恳，同时，治疗师必须让来访者感到自己理解其特定处境，并能够在专业能力范围内提供保证。对于大多数人而言，"正常化"是一种合适的保证技术。心理咨询中的"正常化"技术是一种常用的技术，旨在帮助来访者感受到他们的情感、想法或行为在某种程度上是正常的，从而减少他们可能感受到的孤立、羞耻或焦虑。

3）鼓励

"鼓励"是一种通过积极的语言和态度来增强来访者积极情绪和自我效能感的技术。鼓励技术旨在建立和增强来访者的信心、勇气和积极情绪，以帮助他们克服困难并实现个人目标。人们总是期待着他们的努力会得到回报，鼓励可以唤起这种记忆。劝告是另一种类型的鼓励。

4）合理化和重构

在心理治疗中，帮助来访者从不同角度看待事物的合理化和重构是一种重要的技术。但要注意避免突兀以及引发争论和矛盾。

5）建议

治疗师向来访者提供建议可以满足依赖性来访者的需要，但可能会剥夺他们自我成长的机会。

6）预期性指导

预期性指导，又称为"预先演练"，是一种通过预先考虑未来实际行动中可能遇到的问题或障碍，然后研究相应的应对策略的心理治疗方法。其目的是帮助来访者更好地准备和应对即将到来的挑战，从而减少焦虑和增强自信。对于患有慢性精神分裂症的个体，预期性指导尤为重要。这些个体在新环境中更容易感到焦虑，对社交暗示和自身行为反应缺乏信心，害怕被拒绝，并且难以坚持到底。通过预期性指导，他们可以提前准备和应对这些挑战，从而提高生活质量。

7）减轻和预防焦虑

在治疗中应注意避免以质问的方式提问，并事先告知来访者询问或检查的目的，以最大限度地减轻其焦虑。预先告知来访者在治疗中可能引发焦虑的事项是最有效的焦虑减轻技术。

8）拓展患者的意识

拓展来访者的意识涉及运用各种表达性治疗技术，如澄清（总结、解释或组织来访者所说的话）、面对（让来访者注意到他可能没有意识到或试图回避的行为、想法和情感模式）、阐述（一些研究者认为阐述是将来访者当前的情感、想法和行为与过去事件或其与治疗师的关系联系起来）。

2．家庭资源由哪些部分组成？

家庭资源包括内外两部分。内部资源指家庭成员为维持基本功能、应对压力或危机而提供的物质和精神支持。外部资源则是家庭以外的社会、文化、宗教、经济、教育、医疗和环境等方面的支持。

家庭内部资源主要包括经济支持、情感支持、健康管理、信息与教育、结构支持等。经济支持指家庭提供的财物支持；情感支持是指爱与关怀，以及面对压力时成员

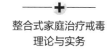

之间提供的感情和精神支持；健康管理包括对成员健康的维护和医疗照顾；信息与教育涉及家庭成员的知识、经验丰富程度，以及解决问题的能力；结构支持则是指家庭适应成员需求所做的改变。而外部资源则包括社会资源、文化资源、宗教资源、经济资源、教育资源、医疗资源和环境资源等。社会资源指外部社会群体提供的精神和物质支持；文化资源丰富多彩，可以提升家庭生活品质；宗教资源可为家庭成员提供精神满足；经济资源是应对日常经济需求的基本保障；教育资源可提高成员的受教育水平和生活应对能力；医疗资源是健康的基本保障；环境资源为家庭提供适宜的生活环境和空间。

3. 运作良好的家庭有哪些特点？

运作良好的家庭通常表现出以下特点：

1）家庭成员和睦相处

家庭成员之间相互尊重，能够和谐共处。每个人都能感到被接纳和理解。

2）拥有各自独立的空间

虽然家庭成员之间关系紧密，但每个人都有自己的私人空间和个人时间，能够独立思考和放松。

3）允许存在不同的互动关系

家庭成员之间的关系是多样化的，不仅限于父母与子女之间的互动，还包括夫妻、兄弟姐妹、祖孙等不同的互动关系，且这些关系受到鼓励和支持。

4）改变随时会发生，并不视之为威胁

家庭系统具有适应性和弹性，能够应对生活中的各种变化，如搬家、换工作、结婚或离婚等，而不会感到过度的压力或威胁。

5）当彼此意见不同时，能求同存异

家庭成员之间存在不同的观点和意见是正常的，重要的是能够通过沟通和协商找到共同点，同时尊重彼此的差异。

6）家庭系统的结构具有自由、弹性与开放沟通的特点

家庭结构不是僵化的，而是灵活多变的，能够根据需要进行调整。家庭成员之间能够自由地表达自己的想法和感受，沟通渠道畅通无阻。

7）分享希望和期待

家庭成员之间经常分享对未来的希望和期待，这有助于增强彼此之间的联系和动力。表达希望被视为实现目标的第一步，即使不能确保如愿以偿，也能汇集资源和能量，增加实现目标的机会。

8）释放压抑情绪

允许自己表达希望是一种释放压抑情绪的方式，有助于减轻心理压力和焦虑。家庭的支持和彼此的期待使得家庭生活更加丰富多彩，充满正能量。

4. 家庭投射的过程是怎样的？

家庭投射过程是指父母将自身未成熟的自我分化传递给子女的过程。在这一过程中，通常最容易受到影响的是那些与家庭关系紧密、与父母融合度高的孩子。尽管父母可能声称对所有子女都一视同仁，但实际上，他们对每个孩子的态度和行为可能存在差异，因为父母很难做到完全公平。父母的教养方式也会因孩子的个性和特点而有所不同。一般来说，父母更倾向于关注那些与他们情感更亲近、依赖性更强的孩子。这些孩子可能与父母形成紧密的关系，但也更容易受到家庭情绪压力的影响。心理学家默里·鲍文指出，自我分化不良的父母往往会把注意力集中在最幼稚的子女身上。

家庭投射过程通常发生在母亲、父亲和孩子的三角关系中。父母未成熟的自我分化会将孩子卷入家庭关系中，形成一种三角关系。这种传递甚至可能在母婴关系中开始。在家庭中，情感依赖度最高的孩子往往是那些自我分化程度较低、与家庭紧密联系的人，也是家庭投射过程中最容易受到影响的对象，最终可能成为受伤害最严重的人。

综上所述，家庭投射的强度取决于两个因素：父母的自我分化程度和家庭承受的压力或焦虑程度。

5. 如何理解核心家庭的情感过程？

核心家庭情感过程是指家庭成员之间情感力量的相互作用及其影响。这种力量在家庭系统中反复出现并持续发挥作用。然而，家庭情感系统并不稳定，家庭成员通常会尽力减轻紧张情绪，以维持系统的稳定。情感融合程度越高，家庭中的不稳定性就越大，因此，家庭成员可能会通过争吵、疏远、妥协来解决问题。

当家庭成员之间完全融合时，有人可能会出现症状，或者关系出现问题。症状或问题的严重程度取决于自我分化不良的程度、家庭中情感隔离的水平以及家庭面临的压力水平。这可能源于亲密关系中的不良情绪表达与互动，也可能是由于过度关注下一代而忽略了自身的问题。当然，也有可能是通过关注下一代来转移自身的焦虑。

6．什么是情感隔离？它会给我们带来什么？

在家庭系统中，一些孩子可能会因为情感过度卷入而寻求独立，他们采取各种策略来抗拒与家庭的融合。这些策略可能包括离开家庭所在地到其他地方生活，与家庭保持距离；或者不与父母交流，心理上建立壁垒；或者通过自我欺骗的方式切断与家庭的实际接触，使自己相信已经摆脱了家庭的束缚。默里·鲍文将这种想象中的自由称为"情感隔离"。情感隔离往往发生在父母与孩子之间的情感融合程度较高的家庭中，尤其是存在着高度焦虑和情感依赖的家庭。此外，如果父母与祖父母之间存在情感隔离，那么他们与子女之间发生情感隔离的可能性就会增加。

情感隔离是处理代际自我分化不良问题的一种方式，旨在摆脱未解决的情感束缚。然而，情感隔离并非真正意义上的解脱。

鲍文强调，成年人必须解决与原生家庭的情感依恋问题。如果个人没有进行自我分化，家庭治疗师可能会陷入家庭冲突，成为家庭三角关系的一部分。治疗师可能会对某个家庭成员过度认同，或者将自己未解决的问题投射到其他人身上。当家庭拒绝改变并坚决维持稳定时，治疗师可能会受到伤害。因此，家庭治疗师必须与自己内化的家庭保持距离，不受其束缚，保持独立。只有这样，治疗师才能避免过去未解决的困境影响到治疗过程。

三、家庭结构

1．家庭系统中是怎样跨代传递的？

家庭系统中的多代传递过程是指焦虑情感代代相传的现象。在这一过程中，个体往往会选择与自我分化程度相似的配偶，并将父母投射的情感问题传递给下一代，导致下一代的自我分化程度降低，更容易受到焦虑情感的影响。多代传递理论认为，当个体的自我分化程度低于父母时，他们往往会选择与自我分化程度相似的配偶。由于他们的自我分化程度较低，新家庭的焦虑程度也会更高，从而影响到第三代孩子的情感分离程度。如果焦虑集中在某个孩子身上，这个孩子可能无法有效地调节自己的情感，无法成长为一个健康成熟的个体。

在家庭系统中，每一代都可能存在一个与家庭融合程度最高的孩子，其自我分化程度较低，更容易受到长期焦虑的影响。这些焦虑往往源自父母对他们的期望和评价，导致他们只能选择服从或反抗的方式来应对。然而，尽管他们试图摆脱过去，但过去往往会纠缠着他们，使他们无法真正解脱。

2．家庭系统中的三角关系是如何建立的？

在家庭系统中，如果夫妻之间存在冲突，其中一方或双方可能会感到焦虑。为了减轻这种焦虑，家庭中的其他成员可能会介入夫妻关系，形成三角关系。如果第三方只是暂时介入或很快解决问题，三角关系可能不会长久；但如果第三方长期介入，三角关系就会固定化，成为稳定且难以改变的关系。家庭中的三角关系常常是为了减轻夫妻之间的紧张情绪而形成的。

一般而言，家庭的融合程度越高，三角关系就越明显，越强烈。这种情况下，自我分化程度较低的成员可能会受到伤害。为了减轻焦虑并维持亲密关系，家庭倾向于依赖三角关系，使家庭成员之间的焦虑降到最低。

因此，在家庭压力增加时，夫妻往往希望建立稳定的三角系统以缓解压力和紧张情绪。然而，如果焦虑不断加剧，三角关系作用降低，那么痛苦可能会蔓延到其他人身上，甚至可能引发更复杂的三角关系或冲突。

虽然建立三角关系的目的是减轻焦虑或痛苦，但三角关系的出现并非只有此一个结果。关系三角化能够缓解关系间的冲突，但有时也会增加冲突。以下是几种可能的情况：

（1）原本平衡的两人关系因为增加了一个人变得不稳定。

（2）原本稳定的两人关系因为第三人的离去而失去平衡。

（3）原本不稳定的两人关系因为增加了一个人而变得比较稳定。

（4）原本不稳定的两人关系因为第三者的离开而稳定。

3．家庭亚系统包括哪些内容？

20世纪40年代产生的大系统论丰富了我们对家庭系统的理解。大系统论指出，一

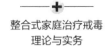

个系统可以由很多小系统组成，它们是大系统的一部分。因此，同一个实体既可以被看作是系统也可以被看作是亚系统，在家庭中则是指家庭内部更小的单元，它们通常共属于一代，或是性别相同，或是有共同的兴趣和实现某种共同的功能。在一个家庭中，存在着父母、父子、母子等亚系统，持久的亚系统包括配偶、父母、手足等，其中，夫妻系统是基础，会影响整个家庭的功能和结构。这些亚系统内可能存在家庭成员间的相互依赖、支持、帮助、合作，同时，也可能存在对立、抗争、反击、控制等不同的互动。亚系统之间也会存在积极或消极的互动模式。

4．如何塑造界限感？

所谓边界，即区分"我"与他人、"我"与外界的界限，就像我们的皮肤一样。

个人边界，即对自己的情绪和行为负责，但不对他人的情绪和行为负责。既保护自己不被侵犯，又要尽到自己的责任，履行自己的义务。

心理界限感指家庭中的每个成员都认识到彼此是独立的个体，在保持亲情链接的同时，尊重每个人独立发展的需求与意愿。家庭成员间的心理界限感是青少年独立人格形成及能力发展的关键。亲子关系中的心理界限模糊源自自我分化不佳的父母，他们会将本身的不成熟和焦虑感投射给孩子，导致孩子误判，认为自己是问题制造者，影响孩子自我意识的发展。

家庭功能是家庭系统运行状况的反映，其中亲密度和适应性是两个重要维度。亲密度指家庭成员之间的情感联系程度，而适应性则指家庭系统应对不同问题的能力。家庭通过信息交换来维持稳定，反馈圈是这一过程的核心。正向反馈和负向反馈都是必要的，因为它们帮助系统维持现有状态或进行必要的变化。

值得一提的是，家庭中的关系三角化和反馈机制都是家庭治疗中重要的概念。治疗师需要了解家庭系统中的动态，并适当地引导家庭成员进行沟通和调整，以促进家庭的健康发展。

5．什么是家庭治疗中的正面反馈环？

对家庭起作用的，最重要、最有影响的是控制论（Cybernetics）。控制论，即在自我调节的系统内研究反馈机制。家庭与其他控制论系统的共同特征是通过信息交换来维持家庭的稳定性。控制论的核心是反馈圈（Feedback Loop），这是系统获得必要信息以维持稳定的过程。反馈包括系统与外部环境以及系统内部信息传递。反馈圈可以是正向或者负向的，区别在于对稳定状态作用的方向不同，而无所谓谁好谁不好。负向反馈（Negative Feedback）表明威胁系统的整体性，显示系统需要维持现有状态。正向反馈（Positive Feedback）表示需要改变这个系统。

我们可以将负向反馈看作是房屋的供暖系统。当气温降到一定程度，自动调温器会启动锅炉加热，使得房屋的温度保持原先的标准。这是一种自我纠正的反馈圈，它使得系统控制生效，系统对变化的反应表明要保持原有的状态，即为负向反馈。

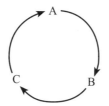

图1.1　负向反馈圈的运行情况

图1.1显示了负向反馈圈的基本运行情况。每个因素对下个因素起作用，直至最后的"反馈"对第一个因素起作用，形成循环圈。也就是说，A影响B、B影响C、C又影响A，循环往复。

控制论系统是描述家庭如何维持稳定的一个有效比喻（Jackson，1959）。有时候，这是一件好事情。例如，尽管有冲突、有压力，但家庭持续表现为紧密联系的整体。然而，有时抵制改变并不是一件好事，特别是家庭不能调整以顺应家庭中某一成员的成长和改变时。如果负向的反馈减少改变，那么正向的反馈可以加强改变。正如负向的反馈那样，正向的反馈能够带来理想或者不理想的结果。

控制论在家庭中的应用主要体现在以下几个方面：

（1）家规（Familyrules），其掌控着家庭系统可以容忍的行为范围（家庭的平衡范围）。

（2）负向反馈（Negative Feedback）机制，家庭通过它来强化规则——例如，通过引发愧疚感、实施惩罚以及产生症状。

（3）围绕问题的家庭互动顺序（Sequence of Family Interaction），说明系统的反应。

（4）当系统习惯的负向反馈无效时，引发正向反馈圈（Positive Feedback Loops）。

正向反馈圈的例子包括那些令人烦恼的"恶性循环"，无论做什么，结果都使情况变得更糟。有名的"自我实现预言"就是这样一个正向反馈的例子，一个人的恐惧可能导致可怕的情形出现，随后，这种情形验证了他的恐惧，形成了一个循环往复的过程。另一个例子是"流行效应"，它说明了一个简单的原因为何能获得广泛支持：拥有大量支持者。

6. 外化问题在家庭治疗中有什么样的作用？

外化问题是叙事家庭治疗的重要技术，是指在进行家庭治疗时把人和问题分开，拒绝当事人"我就是这样的人""我就是有问题的人"的说法。在治疗中往往利用技巧性问话，引导治疗对象理性看待问题，增强他面对问题的意愿。通过拟人化的方式处理问题，例如询问"这个冲动是何时开始影响你的？"和"这种冲动对你产生了哪些影响？"等，可以帮助治疗对象认识到他们自身并非问题所在。这样的做法有助于将问题与其个人身份分离开来，让他们明白自己也有做出选择的能力。最终目标是引导冲动以健康的形式表现出来。

外化问题这一技术手段对于吸毒者戒毒有着重要的意义。这种技术往往通过询问的方式进行。第一步，先获悉吸毒者吸毒的缘由；第二步，强调这不是他也不是其家庭的原因，他也想过抵制它，以减轻对方的负罪感；第三步，通过吸毒对他的影响来引导他正视吸毒行为，唤醒戒断意识，强调吸毒这个行为问题与他本身的分离，以及吸毒的可改正性，以消解其负罪感。

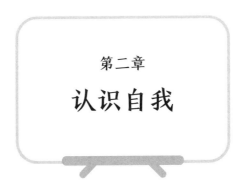

第二章
认识自我

一、自我感知

1. 自我觉察的意义是什么？在家庭治疗过程中如何运用自我觉察？

自我觉察指个体将注意力集中于自身时的一种心理状态，包括对个体自身以及对自身与周围世界关系两大部分的觉察，是个体超越自身习惯化的思维模式和应对方式，去知觉自己的身体、观念、情绪、行为，了解自身特质、态度、目标的状态，体察真实的自己的心理过程。自我觉察就像探险寻宝一样，只有了解"我"这个宝藏，才能开启生命的资源。

首先，自我觉察意味着变化与稳定，它会让人看到自我的可变性。只有看到变化，我们才有机会去适应变化，从而获得内心的稳定。其次，自我觉察也有连接与独立的意味，观察自我的时候，我们会与自我产生连接。此时，我们就不会再依赖他人的陪伴与理解，也不需要索取外在的信息来填补内心的空白，从而获得连接与独立。最后，随着自我觉察的深入，我们会发现自我的丰富性，同时提升整合这些丰富性的能力，成为和谐统一的自我。

自我觉察必须遵循四个基本原则：（1）不要评判。（2）不要改变观察对象。（3）注意身体的感觉并且放松。（4）"无情"地诚实面对自己。

自我觉察是进行家庭治疗的关键因素，客观而准确地展现自己的心理问题和处理方式，治疗方向和目标就会更加明确。另外，觉察本身就具有治愈的功能，它要求个体主动面对，与自己的内心接触，从被动变为主动，变人助为自助，完成情绪调节。同样地，我们可以运用冥想的方法来进行自我觉察，冥想者用心去观察、分析自己的

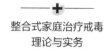

心理活动，从而获得宁静。冥想是实现自我沟通的一个过程，在这个过程中，个体能很好地觉察自身此时此刻的身体状态和情绪体验。

2. 什么是自我接纳？家庭治疗如何实现个体的自我接纳？

如今，大家对自我接纳这个词并不陌生，很多人都听说过它，有人正在为了践行它而不断追寻，有人困惑"自我接纳会不会让自己变得肆无忌惮"？还有人探索实现自我接纳的方法。

自我接纳是指个体愿意去觉察并应对自己具有的各种特质，可以无条件地接纳自己的一切；能接受与认识现实，既不盲目自大也不妄自菲薄，不受外界的影响。自我接纳不仅包括接受自我，还包括接受他人及自己所处的现实环境。它是在社会文化及环境影响下，我们逐渐形成的一种独特的心理机制。

自我接纳是马斯洛需要层次理论中"自我实现"的特征之一。马斯洛在描述自我实现的人格特征中写道："（1）能接纳自己和他人，不会为自己或他人的缺点所困扰或感到窘迫与不安，能坦然地接受自己的现状，包括自己的需要、水平、愿望，同样也宽容地对待他人的弱点和问题，从容地生活，很少使用防御机制。（2）自发、坦率、真实，能真实地对待自己的感情，并坦诚地说出自己的感受，不掩饰，自然而单纯地表现自己。"总之，自我接纳就是自发地接受自我、接纳他人和世界本来的样子。

家庭治疗的理念之一是感受属于自己，因此我们可以学会改变、管理并接纳这些感受。所谓的接纳，是指发自内心地接受自己。自我接纳与自尊紧密相关，具有高自尊水平的人更容易接受自我。在治疗过程中，我们的目标是帮助个体清晰地认识自己，并促进其自尊水平的提升。在家庭治疗中，我们通常采取冥想的方式来提高自我接纳的程度。冥想有助于个体集中能量，更充分地活在当下。

通过下面两个例子来呈现冥想技术对个体自我接纳的描述与展现：

成为更加完整的我

我需要记住一点，

我就是我，

走遍天涯海角，没有一个人和我一样。

我给自己一个机会，

能够满怀爱意地发现并使用我自己。

我望着自己，

看到的是一件美妙的作品，

而在我的目光当中，它会变成事实。

我爱我自己，

我欣赏我自己，

我珍视我自己。

开启新的一天

开启新的一天，

这一天也许会带给我们许多料想不到的东西，

不论它是好还是坏，

这一天都还没有到来。

给你自己一个机会，

可以完全注意到这一天可能带来的东西。

给你自己一个机会，

仅仅接受那些对你来说适合的东西。

请为你拥有能够成功筛选出适合自己的东西这一能力

而感到欣然愉悦，

无须为你需要告别那些不适合自己的东西

而感到难过不舍。

你会发现，认识和了解

是我们爱自己的一种方式。

3．自我认同是一种什么样的体验？萨提亚治疗如何帮助个体增强自我认同？

自我认同是个体对自我深层次、多层面的认识，包括行为、应对方式、感受、渴望等不同层面；同时，自我认同又是个体对过去的悦纳，以及对现在、未来思考的过程。自我认同的个体能够理智地看待并且接受自己以及外界，他们精力充沛，热爱生活，不会沉浸在悲叹、抱怨或悔恨中；他们奋发向上，积极而独立，有明确的人生目标，并且在追求和逐渐接近这些目标的过程中体验到自我价值以及社会的认可与赞许。自我认同的获得者会体验到心理上的舒适感，获得较高的自我价值。

家庭治疗——萨提亚的成长模式能帮助个体建立健康的自我认同，认清自己的信念、消解负向信念，并进一步强化肯定信念系统，让个体享受更完整的生命，发挥更多的潜能。萨提亚治疗模式将个人心理机制比作冰山模型，冰山模型主要用来向来访者阐述目前的问题，以及问题产生的原因。运用冰山模型和雕塑挑战负向信念，处理负面经验与结论，帮助个体更加接受完整的自己。

4．感受自我需要与情感在家庭治疗中的作用是什么？如何应用于实践？

自我需要指个体在不断发展中对自身内在和外在状态的追求。自我情感是指个体在对自我认知的基础上产生的一定的情感体验。个体对自我进行认知并产生指向自我的情感后，往往会有意识地发动、控制和调节自己的一些思想或行为。例如，当个体认为自己的身体非常健康时，会产生愉快的情感体验，并且可能会强化一些与健康相关的行为，以继续保持良好的健康状况。

可以说，自我需要与情感是一个人认知的重要组成部分。感受自我需要与情感是个体认识自我的第一步。"我的存在，就是我的价值所在，我并不需要费力去证明什么，做到什么。我的存在，就是有价值、有意义的。"

在家庭治疗模式中，冰山理论技术的运用，对个体感受自我需要与情感具有关键性作用。萨提亚治疗模式的目标之一是帮助来访者了解自己的内在冰山，使自身得到成长，最终自己能做出选择。冰山隐喻分析能给个体提供发生改变的情境、改变的动力、改变的切入点以及改变的途径，尤其是对人类生命本质的诠释，能够赋予个体改变的信心和力量。如图2.1所示。

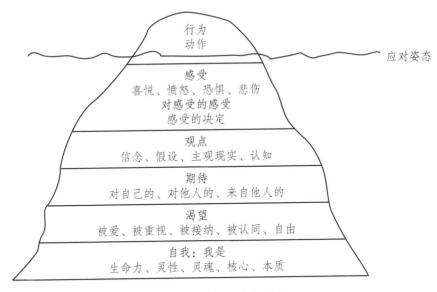

行为
动作

应对姿态

感受
喜悦、愤怒、恐惧、悲伤
对感受的感受
感受的决定

观点
信念、假设、主观现实、认知

期待
对自己的、对他人的、来自他人的

渴望
被爱、被重视、被接纳、被认同、自由

自我：我是
生命力、灵性、灵魂、核心、本质

图2.1 萨提亚冰山理论

二、自我资源

1. 冒险与自我价值感的关联是什么？它们在家庭治疗中怎样体现？

自我价值感是个人在社会中认知和评价自我与他人之间关系的正向自我情感体验。自尊则是指个人对自我价值和自我能力的情感体验，属于自我系统中的情感成分，具有一定的评价意义。

"一致性"与"高自我价值感"是萨提亚模式的主要目标，萨提亚认为家庭沟通的方式反映了成员的自我价值感，为了表现出人们对自我价值的内心感受，萨提亚发展出了应对姿态的概念。这些应对姿态是个体为保护自我价值不受非议，从而把自己的权力让给别人的状态，是一种低自尊和不平衡的状态。人们的行为和其内心可能存在差异。萨提亚认为，可以通过分析自己内在的态度、价值和期望，来了解个体的外部行为。通过分析技术了解个体内部加工过程，可以帮助其更加了解自己的行为以及与他人互动的模式。从而更好地与自己的情感连接，提升自身的价值感。

互动成分干预技术有以下三个阶段：

干预分析一：沟通过程。

以两人呈现的某一次沟通为切入点，先清楚了解对方的真实意图，让彼此间的信息交换变得清晰、直接，而不是彼此误解并进一步相互攻击。

干预分析二：打破防御性的习惯。

治疗师需要引导来访者仔细核查他人的真实意图，深入理解彼此的互动过程。

干预分析三：探索新的选择转换规则。

在萨提亚看来，一种选择并不足够，而两种选择会让我们陷入两难的境地。只有当选择机会达到三种时，才能为我们提供新的可能性。认真考虑如何改变旧有模式时，如果能想出三种解释、三种反应和三种行动，将会大有益处。这里显得尤为关键：即关注当前的事物，而非过去或未来的；表达自己的真实感受和想法，而不是应该如何感受和思考；体验自己的真实感受，而不是应该有的感受；追求自己真正需要的，而不是等待别人的许可；为了自己去承担风险，打破安逸，而不是仅仅选择安全。

2. 自尊水平在家庭治疗中对个体的影响与作用是什么？

自尊是指个人对自我价值和自我能力的情感体验，属于自我系统中的情感成分，具有一定的评价意义，即自尊是对自我的一种评价性和情感性体验。一个人如果意识到自己做的事情非常有价值，这时候他的自我评价水平就会很高，其自尊水平也会提升。一般来说，一个人的自律性来自他的自尊水平，自尊水平越高自律性越强，反之，自律性越弱。

如何提升自尊水平？这需要从两个方面入手：外界评价和自我评价。

人是社会动物，需要外界的认同来获得自我认可。首先我们要明确的是，外界的评价是不够客观和公正的。他人不在你所处的位置，没有办法感同身受。实际上，我们需要理性地面对外界的评价。理性地分析别人的观点，正确的部分可以纳为己用，而错误的部分我们则要丢弃它。

自我评价是自尊心最核心的部分。外界的评价会先影响我们的自我评价，进而间接影响我们的自尊水平。机能主义心理学的创始人詹姆斯提出，自尊水平是实际成就与自身期许之比。因此，我们可以通过两种途径来提升自尊水平：一是降低对自己的期望；二是更加努力以取得更大的成就。

理性地看待外界的评价，对未来抱有切实的期许，同时脚踏实地行动，是提高自尊水平最合适的方式，也是面对未来最合适的方式。

萨提亚治疗模式作为一个提升个人自尊水平的有效工具，帮助个体挖掘自我内在资源，提高心理健康水平，以更自信坚定、快乐平衡的心态面对生活。萨提亚治疗模式利用团体互动和人们共同的情感，重视内在资源的探索、重视家庭关系的探索，通过各种治疗技术提升个体的自尊水平，提高人际关系能力。其中，家庭重塑技术通过家庭图、生活年表及影响轮等方式，雕塑个体的原生家庭，以达到一个较高自尊、有更多能量和希望的状态。

3. 萨提亚家庭治疗通过什么方式转化个人自身资源？

个人自身资源是指支撑个体产生或进行各种有意识心理活动以及外在行为的一种能量。在萨提亚治疗模式中，个性部分舞会技术是一个确定、转化和整合我们内在资源的过程。个性部分舞会以一种可以让我们接受并转化自己"不可接纳"成分的方式，让我们在轻松愉快的聚会中进行思考。它以一种戏剧性的角色扮演方式为主体营造了一种新鲜有趣的学习环境，人们拥有许多不同的方面，这既是构成个性部分舞会技术的理论基础，也是主体感觉到完整，并且充分意识到所有可以被利用的资源，实现对个体的内在资源进行转化和整合的过程。

4. 家庭成员的个体归属感有什么意义？

所谓归属感，是指个体感觉自己是某个团体一部分的体验。在家庭环境中，这意味着家庭成员认为自己属于这个家。当家庭面临困难时，这种强烈的归属感能促进家庭成员间的团结与和谐。家庭治疗的目的之一就是帮助家庭成员维持或获得归属感。

协同治疗是提升家庭成员个体归属感的一种常用方法，与其他治疗不同的是，协同治疗是两个治疗师一起参与家庭的面谈，一位治疗师观察，一位治疗师与家庭成员进行真诚的访谈。治疗师在治疗中扮演"煽动"家庭成员之间开放、真实且具有自发性的交流的角色。治疗师在促进家庭成员互动的同时关注每个成员的主观需求。家庭的需要可能会压抑家庭成员真实的自己，可以通过促进互动让每位家庭成员发展个人特质。通过治疗让家庭成员有你我同在的感觉，以此来增强个体归属感。家庭成员有了良好的个体归属感后，安全感满满，能够更好地发展自身的独立性和自主性。相反，归属感不强的人，对家庭没有依恋，对亲友没有牵挂，也缺乏安全感，容易形成淡漠的性格。家庭成员之间的争吵，并不是因为他们愤怒的情绪，而是由于个体归属感的缺失导致他们感到不安全，进而加剧了冲突。

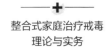

5．在家庭治疗中关注个体相似性和差异性有什么意义？

个体相似性和差异性对于每个人来说应该都非常熟悉，因为在工作、学习或是生活中我们一定遇到过和自己相似的人，可能是长相、身材、说话方式相似，也可能是性格、兴趣爱好、价值观等方面相似；也遇到过差异性带来的困扰，比如你和朋友对同一件事情有不同看法，对同一件衣服有不同的评价等。造成个体相似性和差异性的原因有很多，包括基因遗传、知识水平、生活环境、文化背景等。那么，对于家庭治疗来说，关注个体相似性和差异性有什么意义呢？相比于茫茫人海中任意的个体，处于同一家庭的个体本身就具有许多相似性，因为受到相同家庭文化、家庭规则的影响，家庭成员会形成相似的行为、言语以及思考问题的方式，家庭治疗应该关注这些相似性，因为它背后隐含着许多影响个体发展的重要因素，如果引发个体问题的某个因素在个体家庭中普遍存在时，就给我们提供了一个明确的治疗方向。与相似性并存的是差异性，世界上没有完全相同的两个个体，生活在同一家庭的个体也会建立不同的人际圈、体验不同的事件、了解不同的知识，这使得每个家庭成员之间仍然存在差异，这些差异对于家庭角色的分配起着重要作用，如果对家庭成员差异把握不当会造成角色分工错误，从而影响个体发展以及整个家庭的协调运行，同时，如果家庭成员不尊重、不接纳个体差异，也会给个体造成不良影响。因此，在家庭治疗中，我们可以从差异性入手，关注个体家庭角色分配是否妥当、个体差异是否被尊重等问题，为治疗提供可行建议。

6．家庭对孩子形成良好的自我分化有着怎样的作用？

自我分化常用来衡量一个人在家庭中情感依恋和独立自主的程度。它是一个人区分自己的情感和理智的能力，自我分化涉及内心层面和人际关系层面。在内心层面，自我分化是指个体将理智思考与情感区分开来的能力；而在人际关系层面，自我分化是指个体在与他人交往时能够同时体验到亲密感与独立性的能力。

自我分化有着极其重要的意义与作用，在内心层面上，未分化的人的情感几乎把理智淹没，他们无法冷静、客观地思考，表现出对他人处于盲目的依附或愤然的拒绝的状态。分化的人可以控制自己的情绪，对待事物理性、客观。缺乏思考与情感间分化的人，同样无法分化自己与他人的关系。他们不认可自己，总是想方设法去融入他人，盲从，以致忽视了自己真正的需求与立场。

家庭对于个体的自我分化有着重要影响，父母会将自己不成熟与缺乏分化的状态传递给子女，这不仅仅体现在父母身上，分化程度也会受到家庭成员多代间传递影响，当孩子出现自我分化方面的问题时，不能只从孩子身上找原因，也不能只归咎于父母，这往往是家庭多代传承的结果。

对于子女而言，当自己的父母与上一辈关系亲密时，最利于其形成良好的自我分化；同时，在夫妻关系中，倘若夫妻之间产生了婚姻冲突或者距离感，则会将婚姻问题转移到孩子身上。例如在矛盾冲突后丈夫对妻子疏离，可能会促使妻子将注意力更多地放在孩子身上，进而把自身的焦虑状态不经意地传达给孩子，抑或是在夫妻发生冲突时，孩子会成为调节剂来缓解夫妻间的紧张关系，但问题只是被暂时掩盖了，并没有得到有效解决。由于大多数家庭并未意识到这些问题带来的影响，最终可能导致孩子成为自我分化不良的个体。

7. 什么是家庭中的生存法则？

每个家庭都会存在一些独特的家庭规则，这些规则可能是对上一辈的传承和延续，也可能是在新组建的家庭中，家庭成员朝夕相处形成的。这些规则可能涉及家庭的各个方面，比如谁是家里最有发言权的人？谁需要负责家庭成员的一日三餐？每个家庭成员的称谓是否有特殊要求？是否存在"万万不可"使用的词汇？有些家庭甚至连牙刷头应该朝向哪边、洗干净的衣服应该如何折叠这样的小事都会进行规定。因此，每一个家庭成员想要在自己的家庭生存下去就要遵守这些规则，这些规则就是我们在家庭中的生存法则。

俗话说，"没有规矩，不成方圆"。在家庭中，合理的规则对于维持其正常运作至关重要。然而，并非所有规则都是有益的。如果规则过于严苛或缺乏人性化，可能会引发家庭内部冲突，甚至导致家庭破裂。此外，这些规则不仅影响整个家庭的氛围，还深刻地影响着每位家庭成员的行为习惯与思考方式。值得注意的是，某些仅适用于家庭环境的规则，在班级、公司或是朋友圈等更为广泛的社会环境中可能就不那么适用了。当个人尝试将这些规则应用于其他场合时，可能会遇到各种问题。因此，合理设定并灵活调整家庭规则显得尤为重要，它不仅能帮助实现良好的家庭功能，还能促进个体健康成长，并为解决可能出现的家庭问题提供指导方向。

萨提亚认为，个体发生的心理障碍是家庭成员关系或功能不良所致，家庭规则是

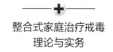

其中一个关键因素。因此，在进行家庭治疗时，我们可以从生存法则入手，对个体进行心理和行为分析，通过观察、调整和改善生存法则，从而达到积极的治疗效果。

8．压力应对模式是什么？它有哪些类型和特点？

在成长过程中，我们总会遇到许多问题，这些问题对我们的生存和发展来说都是挑战，会让我们感到生存压力。我们一次次地解决生存问题以获得成长，并且在这个过程中形成自己的应对方式。但由于人与人之间存在着差异，因此我们会表现出许多不同的应对方式。萨提亚将这些应对方式整理成五种典型的压力应对模式，分别是讨好型、指责型、超理智型、打岔型和一致型，每种模式在言语、情感、行为、生理等方面都有其特点。

1）讨好型

讨好型个体在面对压力时会讨好他人，漠视自己的价值感受，将自己的权利拱手让给他人，并对所有的事情点头称是。讨好者会对他们在交往中的人和情境予以充分的尊重，但却毫不在意他或她自己的真实感受。

2）指责型

指责型是一种与讨好型截然相反的应对模式，即我们应该维护自己的权利，不接受来自任何人的借口、麻烦或辱骂。我们决不可以表现得"软弱"。为了保护我们自己，我们不断烦扰和指责他人或环境。

3）超理智型

超理智型的人只关心事情是否符合规定以及是否正确，并且总是避免讨论涉及个人情感的话题。从表面上看，这些人表现得非常优秀且行为举止看似合理；但实际上，他们内心十分脆弱、敏感，容易感到孤独和被隔离。这种现象揭示了一种社会观念，即认为真正的成年就是要学会控制甚至压抑自己的情绪体验。当一个人过度追求理性思考时，往往会逐渐远离他人，最终陷入孤立无援的状态。因此，在别人眼中，这样的性格往往被视为过于严格、固执己见、缺乏乐趣甚至有点强迫症倾向。

4）打岔型

打岔模式是超理智的对立面。处于打岔姿态的人似乎无法保持专注，总是偏离主题。他们习惯于插嘴和干扰对话，常常回避问题的本质。他们内心充满焦虑和悲伤，精神状况不稳定，缺乏归属感，感到被忽视，且经常遭到误解。他们认为，只要能将注意力从压力大的话题上转移开，就能维持生活。

5）一致型

一致型个体在面对问题时，既考虑自己，又关心他人，也能充分考虑到当前的环境，对问题做出反应。表里一致是一种趋于"完满"的应对方式，同时也是一种沟通方式，与表里一致的人相处能够感受到真实、温暖与被鼓励。

前四种应对模式基于低自尊，存在一定的不足，而表里一致是基于高自尊的最佳应对方式，但只要加以调整，前四种模式都有向表里一致发展的可能性。

在萨提亚家庭治疗中，有这样一条治疗信念——"问题本身并不是问题，应对问题的方式才是问题。"在成长过程中，问题、压力、困境总是不可避免、不能改变的，当我们以不恰当的模式应对时，会产生许多负面影响，这些负面影响不断堆积则会产生生理和心理问题。既然问题不可避免，如果我们转换思路，从调整应对模式入手，当我们以科学的模式应对时，一切问题就会迎刃而解。因此，家庭治疗的一大重要目标就是促使个体成为表里一致的人，这是家庭治疗的关键因素。

在生活中，我们可以尝试通过冥想、写日记、录视频等方式，分析、反思自己的日常举动，发现自己应对模式存在的不足，从而有意识地进行调整。如果你觉得只靠自己比较困难，也可以请朋友或者亲人帮忙，记录你的日常，你们一起交流、分析，这样不仅能帮助你更好地成长，也能增进你们的感情。

9. 什么是归因？归因偏差会导致怎样的后果？

归因是指人们对他人或自己行为原因的推论过程。简而言之，它涉及解释个体行为背后的原因。由于每个人的经历、教育水平及生活环境各不相同，因此对于同一行为，不同的人可能会有不同的归因分析。在进行归因时，有些人能够找到准确合理的原因；然而，也有可能出现错误的判断，即归因偏差。归因偏差可能给个人带来不利影响。例如，一名学生某次考试不理想，如果他归因于自己最近学习不够努力，考试时心态浮躁，那么接下来他就会调整自己的应试心态并努力学习，但如果他归因于最近运气不好，那么他则不会做出改变，这对于他的学习可能不利。心理学家韦纳经过长时间的研究实践，提出可从以下六个方面进行科学归因：能力高低、努力程度、身心状况、工作难度、运气好坏、外界环境。同时，他又从内外部、是否稳定、是否可控三个维度将这六个方面进行了分类。例如刚才事例中"运气不好"就属于外部的、不稳定的、不可控的归因。科学归因对于个体发展具有重要意义，如果一个人每次都将考试失败归因于外部因素，那么他就会缺乏提升自己的内在动力，长此以往，他可能就会表现出对工作和生活不负责，将一切责任归咎于别人，这也可能成为不良压力应对模式的诱因，导致个体产生人际关系、自我认识方面的问题。在家庭中，如果家庭成员对于家庭问题进行了错误的归因，不仅会使问题本身得不到良好的解决，还会导致更严重的家庭矛盾。因此，归因对于个人和家庭都是十分重要的。

三、自我角色

1．你了解家庭角色情况吗？它对家庭治疗有何重要作用？

家庭由许多家庭成员组成，具有一定的组织和结构，每个人在家庭中都担任着一定的角色，每个角色也承担着一定的责任，具有一定的功能。每个人对家庭中存在的角色的认识以及对自我家庭角色的承担状况就是家庭角色情况。

在家庭中，最基本的是父亲、母亲、子女这样与生俱来的角色。一般来说，"母亲"这一角色需要在孩子面前展现出更多的温暖、关怀，让孩子形成对母亲的依恋，而"父亲"这一角色则需要给孩子呈现出值得学习的榜样，树立在孩子心中的威信，同时承担起家庭生存和生活的重责。除此之外，在家庭生活中还会潜移默化地形成其他的角色，例如"核心领导者""无话语权者""和事佬""替罪羊""墙头草"等。若存在"替罪羊"这样不合理的家庭角色，那扮演这一角色的个体可能会出现自尊心、自我评价、人际交往等方面的问题。值得注意的是，每个人在家庭中扮演的角色并不是单一的，可能会扮演双重甚至多重角色，如果个体对自己的角色认识不清楚或是扮演不恰当，会造成家庭功能缺失、家庭关系失衡等问题。例如，若母亲过多地干涉儿子与儿媳的关系，长此以往，可能会造成夫妻二人的矛盾，甚至会导致整个家庭出现矛盾。

合理的家庭角色有助于建立健康的家庭关系及营造良好的家庭氛围。当每个成员都能恰当地履行自己的职责时，他们之间便能更好地相互支持。这不仅能够提升家庭生活的质量与效率，还能确保整个家庭作为一个单位更有效地运作，从而有利于每位家庭成员的成长与发展。

2．家庭治疗视角下的人际关系是什么？如何运用家庭治疗的方式处理人际关系问题？

萨提亚认为，家庭关系中存在着自己、他人与环境三个要素，其他的人际关系，比如同学之间、师生之间、同事之间、朋友之间、邻里之间、陌生人之间等，同样存在着自己、他人与环境三个要素。可以说，家庭关系是人际关系的特殊表现形式。家庭关系中最核心的关系是基本三角关系，即父亲、母亲和孩子的关系，三角关系的完整对个体自尊、生存姿态等具有重要的作用，因此，在进行家庭治疗时，基本三角关系是一个核心关注点。个体对人际关系的处理，与其在家庭基本三角关系中学习形成的压力应对模式息息相关。压力应对模式也是个体的沟通模式，如果个体运用讨好、打岔、指责和超理智的模式处理人际关系，则有可能产生人际关系问题。因此，萨提亚治疗模式在解决人际关系时，会关注该问题是否与三角关系和沟通模式有关，若是与此相关则会通过相应的技术改善家庭三角关系，并引导个体向表里一致的沟通模式发展。

3．如何理解家庭中的"替罪羔羊"？

有时候一个人出现了一些问题和症状，并不是他自身的原因，而是他的家庭系统出现了问题，而这一个体不过是家庭问题的"替罪羔羊"。家庭治疗的观点认为，当一个家庭中出现了有问题的孩子时，不应该把其孤立地列为治疗对象，而应把他作为整个家庭问题的表现者与替代者。

> **💼 案例**
>
> 一个五岁的男孩经常发烧，诊断结果表明孩子是上呼吸道感染，但是让他母亲不解的是，无论如何预防，孩子总是反反复复发烧。为此，母亲十分焦虑。据了解，母亲是一个控制欲很强的人，重心基本在孩子身上；同时，夫妻双方经常在孩子面前争吵。孩子无法阻止父母之间的争吵，这让他产生了紧张与害怕的情绪。当这种情绪被压抑时，孩子发现自己可以通过生病（比如发烧）来间接表达自己的不满。因为每当他生病时，父母都会暂时放下争执，一起关心照顾他，从而让他感受到来自父母的共同关爱。但实际上，这对父母经常因孩子的健康状况而感到焦虑与不安，每次看到孩子不适

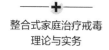

时，内心深处的担忧就会浮现出来。

在这一案例中，孩子就是家庭系统的"替罪羔羊"。孩子反复发烧，更多是心理层面的问题，若家庭中没有良好的沟通模式，不把孩子的问题放到整个家庭中去看，则很有可能导致孩子的问题越来越严重，最后演变为严重的心理与行为问题。

4. "温度读取"和家庭治疗有何关系？我们可以如何运用它？

"温度读取"是萨提亚开发的一种帮助我们改进沟通技巧、增强自尊，并且能让我们直接体验到自我改善的一种方法，在心理学中，我们通常将方法称为"技术"。

"温度读取"通常在多人小组治疗中使用。具体操作过程是，由一个人充当引导人的角色，组织整个活动，其他参与者在引导人的组织下自由地、真实地表达自己满意或不满意的想法。表达者和倾听者针对所呈现的内容进行讨论交流，发现其中存在的沟通技巧的不足或不恰当的观念看法，提出一些恰当的调整方法，促进个体良好地发展。同时，也可以获取一些正能量，通过分享别人的快乐提升自身的幸福感。在这种相互分享、交流、探讨的过程中，我们可以读取、感受和改变个体内部、两个人之间，以及多个人之间"温度"。

在"温度读取"时，并非我们想象的那样可以随意表达。实际上，它应该主要涵盖以下五个方面：（1）欣赏与激动。（2）忧虑、担心或迷茫。（3）抱怨和可能的解决途径。（4）新的信息。（5）希望和梦想。具体如图2.2所示：

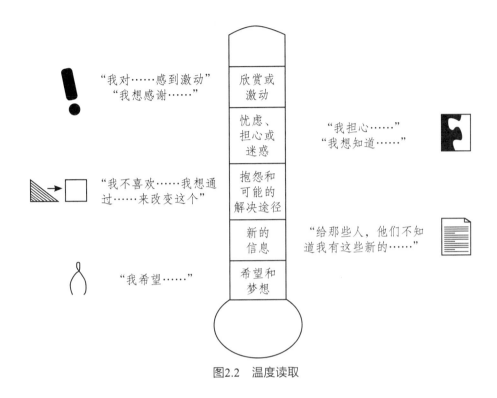

图2.2　温度读取

在人际关系中，"温度读取"是一种有效的沟通方式。它为每个人创造了一个安全和信赖的氛围，使得他们能够直接且坦诚地进行沟通、确认、表达和接收信息。通过这种方式，人们能更深入地理解他人的想法和感受，从而促进人际关系的发展和改善。

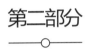

第二部分

整合式家庭治疗
戒毒技术基础

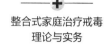

第三章
改变的可能

一、改变认知的可能

1．怎样突出家庭治疗中治疗者重新框架者的功能？

治疗者重新框架技术在家庭治疗中起着重要作用，它涉及正向框架和重新框架的概念。

正向框架是在告知和解释技术中持续出现的特征，它并非源自结构家庭治疗的理论，但在临床上得到广泛应用。在治疗中，正向框架有助于提供关于家庭行为更为复杂的图像，使家庭能够用更正向的视角来重新框架他们的行为。治疗者通过正向框架帮助家庭成员更全面地理解彼此，并从更积极的角度看待问题。

重新框架是指治疗者关注特定行为的多面向现实，即审视何时以及用何种角度来看待特定事件。通过重新框架，治疗者可以改变家庭成员对事件的感知，从而改变其意义。

在家庭治疗中，治疗者还可以通过不同的功能来促进改变和发展。

1）模仿

治疗者可以模仿家庭成员的态度、风格、情感表达等，以加入家庭的过程。这有助于拉近治疗者与家庭的关系，促进理解和沟通。

2）聚焦

治疗者通过聚焦选择一个特定的焦点和工作主题，深入探索家庭的问题。通过将注意力集中在特定方面，治疗者可以更有效地推动改变和发展。

3）演出

治疗者将家庭的冲突带入治疗情境，使家庭成员"示范"他们处理问题的方式。通过这种方式，治疗者可以计划调整互动，促使家庭结构改变，并帮助家庭成员学会更有效地处理挑战。

这些功能共同促使家庭治疗中的重新框架，使家庭成员能够更全面地理解彼此，从而实现更积极的变化和发展。

2. 萨提亚模式中的创造希望是如何帮助成员改变的？

在萨提亚模式中，引发改变的三个内部因素是：威胁、痛苦或恐惧；希望；觉察。其中，希望是改变最重要的成分。

对于因威胁、恐惧或痛苦而寻求治疗的个人和家庭，在治疗的后期，他们需要将动机转变为更积极的目标。此时，治疗师应更加专注于为来访家庭创造并传播希望。

治疗师可以帮助人们认识到，他们拥有学习这些技巧并做出必要改变的资源：对抗他们熟悉的、功能不良的反应性模式，并进行改进。在改变的初期，家庭成员们往往仅依赖治疗师，但逐渐地，他们会一个接一个地发展出对治疗过程及自身的信心。

3. 改变与抗拒，我们应当怎样选择？

抗拒改变是一种消耗能量的行为。如果一个人将大量的精力用于抗拒改变，他就会缺乏更多的力量去成长。这种抗拒可能导致抑郁症、焦虑症等心理健康问题，甚至可能引发身体健康问题。

在生活中，人们常常面对各种困境和不如意的事情，如失恋、婚姻失败、考试失利、离职、生意失败等。这些苦难会给个体带来巨大的压力，尤其是在需要面对未知的未来时，人们会感到恐惧。

然而，许多人宁愿在痛苦中忍耐，也不愿意试图走出困境。对他们来说，陌生的改变似乎比原先的痛苦更可怕。他们试图让自己回到过去，或者希望忘记过去的事情，以减轻痛苦。

有些人甚至希望通过催眠来忘记过去的痛苦。然而，每一次生活经历都有其宝贵的价值，它们可以教会我们如何认识他人，如何更好地与他人相处。这些痛苦的经历可以让我们避免重复过去的失败，为我们带来真正的幸福。

因此，面对困境，不要抗拒改变，而应该积极寻找解决方案。虽然改变不一定会使情况变得更好，但拒绝改变却会让情况变得更糟。只有接受当下的现实，并积极面对生活中的挑战，才能过上幸福的生活。

4. 家庭雕塑的理论假设与实施方法是什么？

家庭雕塑（Family Sculpting）是一种重要的家庭治疗技术，常用于萨提亚模式中。它利用空间、姿态、距离和造型等非言语方式生动形象地重现家庭成员之间的互动关系和权力斗争情况。这种方法突破了过去只针对个人问题解决的方式，而是从系统的角度处理个体所面临的问题。

在家庭塑造过程中，治疗师可以指定家庭中的某个成员担任"雕塑家"，由他决定每个家庭成员的位置。在此过程中，家庭成员不发表言论，每个人像一尊不会言语的雕塑，任由"雕塑家"安排位置。最终，"雕塑家"呈现的场景代表了他对家庭关系的认识。

在治疗中，治疗师可以根据需要安排家庭成员轮流进行家庭塑造，以了解他们对家庭相互作用的看法。在必要时，治疗师可以要求"雕塑家"将自己置身于雕塑之中，然后以辅助配角的身份取代其位置。此外，治疗师还可以要求各成员按照各自的方式处理家庭造型，以展现他们所采取的态度。

由于每个人的观点不同，家庭成员塑造出的家庭图像会有很大差异。通过对家庭成员塑造的位置进行分析，咨询师可以了解每个家庭成员在家庭中的地位和对家庭关系的看法，并制定相应的家庭治疗措施。这种方法使得家庭成员可以参与到治疗中，包括儿童和不善言辞的成员，从而获得更好的治疗效果。

5. 怎样从冥想中察觉自我？

冥想是一种利用想象力来调节身心、缓解压力的有效方法。对于大多数人而言，视觉想象相较于听觉想象更为生动有力，因此在冥想过程中常伴随适当的音乐。通过冥想，我们主要激活的是身体的记忆，这类记忆存储于皮肤、肌肉及内脏器官之中，而非仅局限于大脑。在进行冥想之前，建议先进行一项简单的肌肉放松练习，采用呼吸调节技巧使全身达到放松状态，随后再进入冥想环节。可以参考沈妙瑜的《生命喜悦的祈祷》。

6．如何理解社会建构主义中行为到认知的转变过程？

社会建构主义关注个人对经验的解释和建构方式，将治疗焦点从行为转向认知，帮助来访者改变视角，发现生活的多种可能性。该理论源自建构主义，后者认为个体是在自身诠释的基础上认知世界的，而社会建构主义进一步指出这些诠释是受到所处社会情境影响的。因此，社会建构主义更关注社会诠释、语言和文化。

在社会建构主义家庭治疗中，领导者被视为家庭系统的一部分，因此不可能客观地观察系统。他们与其他家庭成员一样，都是基于自身对家庭的假设来理解家庭及其中的问题。在这个理论框架下，家庭的"现实"因不同成员而异，不存在统一的"真相"。治疗师的角色不是指导或操纵家庭，而是与家庭合作，共同探讨家庭成员赋予问题的意义，并共同建构新的意义。

治疗过程强调语言和事件意义，并采取"一无所知"的态度。领导者与家庭成员合作，探索新的问题解决方式，而不是寻找问题的根源。他们关注的是问题解决的可能性，而不是问题的病理。治疗师与家庭成员平等相待，共同协作，以生成新的观点和选择。这种方法强调家庭成员之间的合作，以探索解决问题的可能性。

二、重整资源的可能

1．什么是家庭重塑？

家庭重塑是萨提亚开创并发展多年的一种助人成长的方法。家庭重塑旨在使人性得到更圆满的发展，在其过程中引入戏剧的形式，探索者决定探索目标，并在带领者的指引下回到已经发生的家庭场景中，看到旧的经验是如何影响他／她今天的。

需要澄清的是，这样的回溯并不是要探索者再经历一遍过去的痛苦或欢乐，而是探索者带着当下的感受，体验由探索者所挑选的扮演者运用自身的特质或经验，投入到展示探索者家庭的重要片段中。重塑过程中，带领者带着此时此刻的感受，跟随探索者的探索目标进行工作。正因家庭重塑中的每一个角色——探索者、带领者、扮演者，都运用自身，并关注内在真实的感受，故而家庭重塑场景呈现与戏剧有本质的不同。它是一个真实的历程，每一个生命带着各自的经验，在这个场中碰撞、融合。真实的目标和真实的投入才会带来真实的改变，从而达到圆满生命的目的。真实如一汪活水，注入到探索者家庭的历史事件中，改变由此而来。

过去无法改变，但在家庭重塑的过程中，探索者能够重新激活自身或家庭中已有的资源，对于其中的历史事件有一种新的理解。如果能够改变今天的认知和经验，便可以为更健康的未来铺路。萨提亚指出："问题不是问题，怎样看待才是问题。"同样地，过去不是问题，怎样看待过去才是问题。对问题去焦点化，留意当下的感受，改变从探索者的内在而来，于是探索者能够发展出更高的自尊，学习到新的沟通方式，更加表里一致，更有能力为自己的生命负责。家庭重塑能否成功，关键在于此过程中带领者能否紧紧跟随探索者真实的感受，同时引导他／她实现自己最想要探索的目标。探索者只有投入到场景中，才能更好地留意真实的感受，触发真实的体验。在重塑的过程中，场景的设计、道具的配合、带领者的同行、角色的投入无一不影响着探索者目标的达成。

2．如何重新整合家庭历史？

萨提亚认为，家庭是一个塑造人的工厂，我们的行为、沟通模式、做人做事的态度、对自己及他人的看法等都源自家庭。我们从家庭中获得许多生命能量，也可能受伤。如果这些早期的经验未被觉察，将成为生命中未了结的情节，干扰与阻碍我们的生活、工作、人际关系、亲子互动、亲密关系。因此，我们必须正视这些状况，并进行调整与转化。

3．什么是积极赋义？治疗师如何使用话术让成员体验积极赋义？

在家庭治疗中，积极赋义是一项重要的技术，其核心在于领导者重新描述家庭成员当前的症状和家庭系统状况，从积极的角度重新定义问题，并放弃挑剔和指责的态度。这一技术从家庭困境中寻找积极方面，并将困境视为与背景相关联的现象来重新界定。领导者传达的信息是，情景和现象的意义是相对的，可以根据不同的角度进行改变，就像常说的"横看成岭侧成峰""塞翁失马焉知非福"。

4．策略派家庭治疗中的沟通规则有哪些？

在海利的家庭治疗理论中，改变的重点在于了解家庭的沟通模式，并指导他们掌握有效的沟通技巧。具体包括以下几个方面。

1）坚持清晰沟通的原则

领导者应专注于沟通过程，鼓励家庭成员表达自己的见解。确保信息传递明确无误。

2）自己表达自己的感受

家庭成员在表达自己的想法时应只代表自己，不要代替别人表达观点，也不要对别人的感受进行假设，每个人都应当表达自己的感受。

3）观点应该被承认

每个人都有权拥有自己的观点。这是进行下一步讨论的基础。因此，领导者应当尊重并承认每个人的观点。

4）每个人要跟对方说话

每个人要跟对方说话，这样可以避免忽视任何家庭成员的发言权。同时，这也有助于防止出现联盟，确保每个人都能直接参与讨论。

5．如何理解策略派家庭治疗中磨难事件的定义？磨难事件在治疗中有什么作用？

策略派家庭治疗领域中，海利和曼德森的理论具有独特性。海利的治疗方法旨在解决当前的问题，并将焦点放在行为的改变上，以期阻止适应不良行为的重复发生。领导者会依据沟通理论设计出的一套策略来引导来访者或家庭改变，通过界定所呈现的问题，再根据问题的性质拟定清晰的消除特殊问题的目标。由于问题通常发生在人际交往互动的关系中，所以，领导者必须全面了解家庭的结构和层次、联盟关系和其他复杂的互动行为。

海利认为，利用磨难事件可以打破维持问题的固有模式。磨难事件是一种家庭治疗中常用的技术，旨在让来访者完成比其现有症状更困难的任务，从而促进症状的消除。举例来说，可以为一个贪食症患者安排一次食物的狂欢，让其在家庭成员的陪伴下尝试各种食物。这样的体验可能会引起患者更强烈的焦虑和不适。这种不适感甚至可能超过贪食所带来的愧疚感，从而促使患者逐渐减少或消除贪食症状。这种方法类似于行为主义中的厌恶疗法，但其理论出发点和治疗过程有所不同。

海利发现，在具体的条件下规定症状的表现形式，可以扰乱维持症状形成的原有模式。例如，针对一个喜欢玩火的孩子，领导者可能建议在父母的监督下让其有规律地点火。在叙事治疗过程中，领导者倾听来访者的生命故事，并通过提问的技术帮助来访者摆脱困境。领导者不再让来访者沉溺于问题故事，而是协助其找到例外故事，发现自身具备解决困境的能力和资源。通过不断地提问、互动和审视工作，来访者体验到生命具有多种可能性，重新找回了作为独立个体的能力和自信心，并学会应用资源解决困境。这种方法不仅丰富了来访者的人生经历，还为其生活增添了更多色彩和可能性。

6．什么是叙事空间？治疗师应如何创造叙事空间？

1955年，乔治·凯利在论文中提出了心理空间的"个人建构"理论。他认为人的认知过程具有连续的二分性，"个人建构"在"混沌"的人的生活体验中创造了某种有秩序的空间，并提出了心理空间的不真实性和建构特征。在个体充满记忆和经验的大脑中，通过构建创造了一个心理空间，个体把解释经验的过程中出现的元素放在这个空间里，并且不断地创造难度，形成动力或挫折。

简单地说，叙事空间是指当我们在生活中意识到还有很多新的选择和新的可能性时豁然敞开的空间。在心理治疗中，通过叙述故事来引发当事人的思考和反思是一种常见的技术。例如，针对一个逃学的孩子，治疗者可能会关注到他在逃学过程中所经历的困难，并询问："在逃学的过程中，你是怎么照顾自己的？"这样的提问可以让来访者重新审视自己的行为，意识到自己在面对困难时也有自我照顾的能力。通过重新诠释"逃学"的故事，来访者可能会发现自己身上的优点和宝贵之处，从而获得新的意义和力量，更好地面对生活中的问题。

治疗的重要技巧之一是寻找积极面，让个人的力量从阴影中显现出来。这种力量可能隐藏在没有受到问题限制的行为、知觉、思想、情感和期望中。为了帮助当事人发现内在的潜能并寻找解决问题的方法，治疗者常常使用奇迹提问等方法。例如，问道："如果你的最好的朋友知道你已经解决了难题，他们会如何表达祝贺？"或"如果你面临的问题已经奇迹般地解决了，你觉得是什么核心问题得到了关注？"这样的问题可以帮助当事人设定清晰的治疗目标，并激发出对问题解决后美好景象的期待和愿望。

总之，通过叙述心理治疗的故事，治疗者不仅可以帮助当事人找到新的意义和方向，还可以启发其内在的潜能，促使其更好地面对问题并寻找解决方法。这种方法有助于治疗过程中的积极转变和问题的解决。

7．什么是再定义？米兰模型中的积极再定义指的是什么？它又是如何运用的？

再定义（Redefinltion），指领导者一方面试图接纳来访者对其问题的看法，另一方面又根据自己对来访者问题的理解，通过公开或隐蔽的方式来纠正他们的看法的过程。领导者与来访者要对问题达成某些方面的共识，才能引导来访者改变其对问题的原有定义。安道夫认为，在家庭治疗中，对问题的再定义是治疗的基础，是治疗中最活跃的成分。当家庭成员对家庭系统中的问题进行再定义时，有助于他们自己从中发现问题，激发自觉改变的动机及行动，并最终促进问题的解决。

积极再定义是自米兰模型出现以来最有特色的革新。积极再定义是通过赋予家庭成员的行为和互动以积极的、建设性的意义，来改变家庭成员对问题和彼此的看法。这种方法有助于减少责备和冲突，增强家庭成员之间的理解和合作。

其积极作用体现在以下几个方面。第一，减少指责。积极再定义通过重新解释家庭成员的行为，减少了相互之间的指责。例如，将某个家庭成员的控制行为解释为对家庭安全和稳定的关心，可以减少对该成员的负面评价。第二，促进理解。通过积极再定义，家庭成员能够更好地理解彼此行为背后的动机和意图，从而增进相互之间的理解和共情。第三，增强合作。当家庭成员感受到彼此的行为是出于积极的动机时，他们更有可能合作，共同解决家庭问题。第四，打破负性循环。积极再定义可以打破家庭中的负性互动循环，促进积极的互动和沟通。

在家庭治疗的过程中，咨询师可以使用积极再定义技术来帮助家庭成员重新看待他们的互动和问题。以下是一些具体的应用示例：

第一，重新解释行为动机。如果一个孩子表现出叛逆行为，咨询师可以将其解释为孩子寻求独立和自我表达的方式，而不是简单地反抗父母。

第二，赋予积极意义。一位母亲的保护欲较强，咨询师可以将其行为再定义为对孩子深深的爱和关心，而不是干涉和控制。

第三，强调家庭成员的贡献。咨询师可以指出每个家庭成员在维持家庭功能和情感连接中的积极作用，增强他们的自尊和价值感。

领导者要对来访者的症状怎样适合于家庭的系统形成假设，并且把这个假设讲给

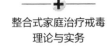

家庭成员听，同时告诉他们不要试图去改变。整体而言，就是领导者应故意告诉整个家庭不要改变，当前的一切都是自然的，只是通过再定义将行为合理化。

三、提升自我的可能

1. 在问题解决聚焦家庭治疗中，三种提问法指什么？这三种提问分别给成员带来了什么影响？

问题解决聚焦家庭领导者（社会建构主义流派）很少探究促使来访者来咨询的原因，他们只要知道解决问题的方法和如何应用于来访家庭。他们认为人们被自己的问题和生活中的狭隘、消极的观念所限制，这些观念会使人们重复使用无效的解决问题的方法，从而陷入困境。

问题解决聚焦家庭治疗的一个关键技巧是寻找积极面，这有助于揭示个人潜在的力量。这些力量隐藏在不受问题影响的行为、知觉、思想和情感之中。为了帮助个体发掘内在潜能并找到解决问题的方法，问题解决聚焦的领导者会使用三种提问技巧：奇迹提问、例外提问和刻度提问。

1）奇迹提问

奇迹提问是指领导者假设有某种奇迹发生，并用假设性的问题询问家庭成员，提出假设性解决方法，让他们都有机会猜测，让他们自己设法达到目标。例如，"假设一个晚上，当你在睡觉的时候，奇迹出现，问题得到解决，你是怎样知道的？有什么不同？""这里有一个水晶球，里面能够看到问题已经解决的你，你猜你能看到什么？""如果你最好的朋友能够看到你的问题解决之后的样子，他会说些什么？你们的生活会有什么不一样的地方？"

这类问题是通过给当事人一个清晰的目标，让他更明确地知道自己要得到什么样的结果，同时帮助当事人跳出问题的框架，从更宽广的视野来看待问题，有利于问题的解决。很显然，奇迹提问可以给人带来充满希望的感觉，让人看到问题解决以后的美好景象，那么他就会充满期待，更愿意去做点什么来把"奇迹"变成现实。问"你最好的朋友知道你已经解决了难题"，也有助于来访者以一种具体的方式来设定他的治疗目标。这在婚姻咨询中尤其有用，这个问题可以引发特殊而友好的互动行为，而这些良性互动很可能就是婚姻咨询的目标。

2）例外提问

例外提问是心理治疗中的一种技术，旨在将当事人的关注点从问题症状转移到过去或当前的积极例外情况上。通常，人们倾向于陷入自己的问题中，并以夸大的、以偏概全的方式描述这些问题。如果治疗师一直聚焦在问题上，可能会进一步强化这种消极思维模式。相反，例外提问强调了个体内在的力量和积极资源，这些资源通常被忽视或忽略。通过寻找和扩大例外情况，治疗师可以帮助当事人发现他们具备解决问题的潜力和能力，从而改变他们对问题的看法，增强对自己的控制感。

3）刻度提问

刻度提问是另一种常用的技术，用于描述难以确定的行为改变和目标达成的程度。通过刻度提问，治疗师可以邀请当事人自我评价，这有助于引出咨询目标并评估进展情况。刻度提问有助于将复杂、模糊的目标简化为可行动的步骤，同时增强个体的动机和信心。

2．怎样通过家庭舞蹈学会理解、认识自我？

家庭舞蹈可以促进个体对自我的理解和认识。在家庭舞蹈中，家庭成员会被要求摆出各种姿势来代表沟通和交流模式，同时配合言语描述这些互动模式，以一种讽刺夸张的形式表现身体的姿态。这种做法有助于个体意识到自己是由多个不同的部分组成的，进而熟悉和理解这些部分，并学会以协调统一的方式运用它们。通过舞蹈的形式，家庭成员可以更直观地感受到自己内在的复杂性和多样性，从而增进对自我的认知。

个体可以通过扮演这些姿态，让自己逐渐意识到自己平时的互动模式，并认识到他们和其他同伴的关系，发现同伴们真实的内心感受和外在表达不匹配时产生的不一致意义。每个同伴都真实地认识自己和他人的需求。每个人都不再压抑自己，也不再感到自卑。他们主动与他人交往，并尝试站在他人的角度思考问题。通过家庭压力舞蹈，我们意识到关系的不和谐不仅会带来不满情绪方面的压力，还会阻碍我们的健康学习和生活。

3．如何理解个性部分舞会技术的意义？

"个性部分舞会"的目的是帮助个体意识到，自己是由多个不同的部分组成的。

通过这种方式，个体可以熟悉并理解这些部分，学会以协调统合的方式运用它们。我们每个人都有许多不同的组成部分，每个部分都渴望得到实现和满足。这个活动为我们提供了一个观察这些部分的机会，并让我们学会让它们通过协作而非竞争来更有效地运作。

此外，家庭舞蹈也能帮助家庭成员认识自己的情绪。在表演过程中，家庭成员可以通过身体表达各种情绪，如受伤感、冲动、愤怒、暴力、冷静和理智等。他们可以将这些情绪进行排列，明确它们在心中的位置和影响力。通过表演冲突过程中的不同情绪，家庭成员可以深入体验情绪的变化和转化过程，从而更好地理解自己情绪的本质和表达方式。这种经历有助于家庭成员认识并接纳自己的情绪，同时学会将负面情绪转化为积极的行为和态度。

另外，在"个性部分舞会"中，每个个体都会发现自己或其他同学的优点和不足。大家会明白，正是这种"缺陷的美"才能造就"集体的美"。这让大家认识到合作团结的重要性，并充分尊重个体的差异性。在人际互动中，每个个体都有自己的个性，与众不同。你可能不习惯他人处理问题的方式，或者不喜欢他人的说话语气，但这些你都无法改变。你只能改变自己的看法，换个角度思考问题。这样，你也许会发现更美的风景。深刻认识到集体活动的重要性后，我们应该积极扩展自己的交际圈。在人际交往中，学习别人的优点，改善自己的不足，努力提升自己。

4．什么是压力情景剧（心理剧）技术？在家庭治疗中如何运用这一技术？

在结构派家庭治疗中，常常运用到压力情景剧或心理剧技术。米纽钦（结构派家庭治疗代表人物）通过在治疗过程中鼓励家庭成员在舞台上像在家中客厅那样畅所欲言，让领导者更好地了解家庭成员的生活情况，促进家庭成员之间的互动和交流。同时，在团体辅导时，可以通过简单的游戏或活动，减轻参与者的恐惧感和焦虑感，促进彼此间的接纳和理解。

在家庭剧里，问题本身成为一个具体的人物，他有自己的角色和剧情，而不是被一个或几个家庭成员的行为表现所影响。问题的具体化使家庭成员从理性认识上升到行为和感情领域，以区分人和问题并增加机会去改变成员与问题的关系以及成员间的相互关系。把问题客观化、具体化，有助于从语言上完全地把问题与来访者分开。从全家人的角度接受问题，改变了从个人角度对问题的认识，可以研究家庭与问题的关系，并使之发生改变。让家庭与问题直接交锋，意味着让家庭成员意识到问题是如何操纵他们的，并继续对他们产生影响。

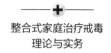

第四章

团体的动力

一、团体辅导前期准备

1. 在团体辅导的四个阶段中，如何根据阶段性特征选择合适的团体辅导活动？

我们通常将团体辅导分为四个阶段：团体创始阶段、团体过渡阶段、团体工作阶段、团体结束阶段。下面分别从四个阶段来阐述合适的团体辅导思路。

1）团体创始阶段

团体创始阶段，互不相识的人为了共同的目的走到一起，大家都对团体其他成员的背景等很好奇，同时会有恐惧感、焦虑感，怕不被他人接纳，又怕在他人面前出丑。这一阶段，活动的选择要遵循以下原则。

（1）营造温暖的团体氛围。

领导者应根据成员在开始阶段的心理状况，在团体初期设计一些活动。这些活动旨在增强成员对加入团体的心理准备。成员第一次到团体活动场地时，领导者可播放轻音乐，结合第一次团体辅导目标设计一些小卡片，使成员积极融入团体，避免冷清尴尬的局面。

（2）设计无压力的相识活动。

团体开始阶段，成员互相不熟悉，可设计一些轻松的活动，让成员互相认识。

（3）澄清成员期待与团体规则。

在团体活动开始之前，建议设计一些催化性的活动，以增强成员的参与动机。领导者应明确阐述活动的导向，并促进领导者与团队成员之间的交流，达成团队共识。

（4）不要选择深层次的分享活动。

团体辅导前，成员之间缺乏了解，不能立即进行过多的自我表露（或自我开放）活动。领导者应小心谨慎地避免成员开放程度不一时，某些成员表露得太多或太深。团体辅导初期设计的自我分享活动应在表层次，分享的内容不要太多。

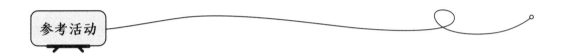

参考活动

初相见

1. 目的

（1）模拟家庭运作。建立团队信任，增强成员开放性，为后续团体活动中共同应对问题建立良好的心理基础。

（2）小组成员相互认识并初步了解。

（3）澄清团体目标和成员参加团体的动机，帮助成员了解团体的性质。

（4）建立团体规则。

2. 时间

30分钟。

3. 重点内容

介绍团体、建立规则。

4. 重点技术

温度读取。

5. 准备

名字卡、分享卡、情感支持卡等。

6. 操作程序

（1）团体领导者介绍。

目的：建立基本信任。使用只言片语卡片做自我介绍，介绍领导者的基本情况和专业背景，并以此作为活动形式的示范。

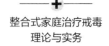

（2）团体基本思路、流程、目的等基本设置的介绍。

目的：使团体成员对自身所参加的活动有基本了解，放松情绪，做好改变的准备。

（3）团体成员舒适度测试。

目的：了解成员的基本情绪状态和认知发展水平，以便为后续活动的调整做好准备。穿插进行舒适度核对的活动，询问团体成员他们在团体中的舒适感。关于舒适感，请每位成员用一个词或短语形象地描述他们当前的感受。这可以通过书写的方式或口头回答来完成，并逐一分享。

（4）自我介绍（重点环节）。

目的：增强成员在团体中的开放性，增加彼此了解，建立基本信任。

像领导者一样，使用只言片语卡片做自我介绍。挑选最能够代表现在的自己的一张图片，并说明原因。小组成员逐一或者自由介绍，介绍内容要包括自己希望在团体中被别人称呼的名字，并将名字写在便利贴上，贴在身上的显眼处。要求此后的活动中以此便利贴上的名字称呼该成员。

（5）情感反馈（重点环节）。

目的：学习温度读取技术，进行及时的信息和情感沟通，建立团体信任，增强团体凝聚力。

使用情感支持卡片，成员做完自我介绍后，按照"我听到——，我感到——"的方式自由发言。

（6）建立规范。

目的：建立团体规范，增强团体意识。

第一，领导者说明订立团体规范的原因。

第二，团体成员共同讨论，为本团体命名。

第三，团体成员共同讨论和制定团体规范，归纳大家的意见，并将意见的内容写在一张大白纸上，形成《团体契约书》。

第四，每个团体成员在《团体契约书》上签名，以示自己愿意遵守这些团体规范。

2）团体过渡阶段

过渡阶段（Transition Stage）是团体发展的重要阶段，介于初始阶段（Forming

Stage）和工作阶段（Working Stage）之间。在这一阶段，团体成员逐渐从初始阶段的相互了解和建立信任，向更深层次的互动和合作过渡。这一阶段的关键特征和任务包括建立深层次的信任、处理冲突和抵抗、形成团体规范和角色分配等。团体过渡阶段，成员的分享可能不够深入、具体，人际互动形式化、表面化。成员心理感受差别很大，有的成员投入、开放、自觉、喜悦，也有成员感到无聊、焦虑、抗拒，有的成员还会出现观望或攻击行为。

（1）设计此时此地的分享活动。

在过渡阶段，主要任务是解决成员之间的不信任问题和增强团体的凝聚力。为此，领导者可以设计更多让成员在团体中分享个人感受的活动。同时，领导者需要具备处理成员分享后可能产生的情绪波动以及维护团体气氛的能力。在此阶段，不必刻意追求表面的轻松愉快，而应着重于激发成员的积极性和参与感。

（2）设计引发中等层次的自我表露活动。

当团体辅导进行一段时间后，成员的自我开放程度会加深、扩大。此时，领导者适时运用中等层次的分享活动，有助于促进成员之间的相互认同，进而推动更多的自我探索和自我了解。

（3）设计探讨人际关系的活动。

在此阶段，领导者要处理成员不信任自己及他人的各种表现，如不积极主动，不愿表达自己的感受，怕说出自己负向情绪或将注意力放在别人身上，给别人许多建议而很少谈论自己，挑战领导者等。领导者可设计人际关系的活动，以此来处理过渡阶段的问题。

（4）设计催化团体动力的活动。

本阶段团体动力发展受阻时，领导者可借助团体环境的布置、视听器材的运用、康乐活动的设计来促进团体发展。音乐是很有效的团体催化工具，在团体过程中可选择适当的音乐来催化，也可以设计一些动态的、感性的活动来激发团体动力。

过渡阶段是团体辅导中的一个关键阶段，成员在这一阶段逐渐建立深层次的信任，处理冲突和抵抗，形成团体规范和角色认同。团体领导者在这一阶段的引导和支持至关重要，通过促进开放和坦诚、处理冲突和抵抗、建立规范和结构，帮助团体顺利过渡到工作阶段，实现有效的辅导目标。

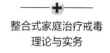

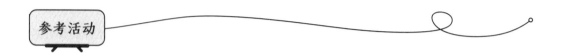
参考活动

哑口无言

1. 目的

学会通过非语言的形式理解他人的感受。

2. 时间

30分钟。

3. 操作程序

（1）全体围成一个圆形，闭上眼睛回忆这一周生活的感受，是疲乏、兴奋，还是焦虑、烦闷。

（2）每个成员用手势、表情等体态语言表达自己内心的感受，让其他成员猜一猜动作及表情所反映的感受是什么。

（3）被猜的成员说明他人的猜测是否准确，为什么？

通过活动，学会从他人的手势、表情、眼神、动作等非语言的沟通方式理解他人，训练自己敏锐地观察他人的感受的能力。

3）团体工作阶段

在团体辅导的工作阶段，成员们已经度过了初始阶段的相互了解和过渡阶段的冲突处理，进入到一个更加深入和富有成效的合作时期。在这一阶段，团体成员之间的信任和凝聚力已经建立，他们能够更加开放和坦诚地分享自己的感受、想法和经历。成员们积极参与讨论，贡献自己的观点和经验，并对彼此的分享给予支持和反馈。此时，团体的目标更加明确，成员们对共同目标的认同度和投入度也更高。

工作阶段的一个显著特点是高水平的互动和合作。成员们在团体中感受到一种归属感和安全感，他们敢于暴露自己的脆弱，表达深层次的情感和需求。团体领导者在这一阶段的角色逐渐转变为促进者和协调者，他们通过引导讨论、提出问题和提供反馈，帮助成员深入探索问题并找到解决方案。领导者还需要敏锐地观察团体动态，及时处理可能出现的新的冲突或阻力，确保团体进程的顺利进行。

在工作阶段，团体辅导的效果逐渐显现。成员们不仅开始体验到了个人的成长和变化，还通过团体内的互动和支持，更好地理解了自己和他人。他们学会了新的应对策略和技能，从而提高了自我效能感和自信心。这些学习和成长不仅限于团体环境内，还会积极影响他们的日常生活和人际关系。成员们在这个阶段的积极参与和努力，为他们在未来离开团体后继续运用所学知识和实现持续发展打下了坚实的基础。

在本阶段，领导者可以适当设计减少领导者的直接干预、促进成员自由互动和独立自主的团体活动。这些活动应根据团体辅导的具体目标、参与人员的特点以及团体的实际情况来精心设计。

（1）针对团体目标。

团体凝聚力增强后，领导者应掌握本阶段的工作契机，引导团队架构与团体目标一致。针对预定的主题和功能选择合适的团体活动，例如自我训练、人际沟通和生涯探索等。

（2）针对成员需求。

成员是团体的主体，每个成员参加团体都有自己的需要和动机，满足成员的需求是团体目标之一。成员在工作阶段会发展出非预期的需求，此时，领导者要根据情况适时修订方案，加入成员需要的活动，而不是刻板地按原计划实施方案。例如，一个以"自我成长"为主题的团体辅导在进行六次之后，大多数成员在团体活动中提出了关于家庭关系的困难。面对这种情况，领导者应该灵活调整原计划，设计更多与亲子关系相关的活动，帮助成员在处理家庭问题方面取得进步。

（3）针对团体的特殊事件。

当团体发生一些特殊事件时，领导者不必固守预定的方案进行团体活动，应就突发事件来选择应对方案。

（4）针对团体凝聚力。

在团体工作的阶段，团体的凝聚力较强。然而，领导者仍需敏锐地觉察团体的气氛和发展方向。必要时，可以弹性设计一些催化性的活动，以引发成员进行自我思考和相互反馈。

（5）针对领导者专长。

在本阶段，成员开始有意义地探索个人的困扰，并分担团体发展的责任。领导者可以根据个人的专业背景、训练导向、经验和技术专长来设计活动，灵活运用这些资源，以发挥最大的效果。

总结来说，团体辅导的工作阶段是成员们深入合作、积极互动和实现个人成长的关键时期。在此阶段，借助团体的支持与引导，成员们能更有效地探索问题并找到解决方案，从而获得明显的个人及集体进步。领导者在此过程中需展现敏锐的洞察力和高效的指导能力，以保障团体目标的达成和成员的持续发展。

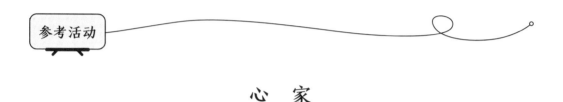

参考活动

心　家

1. 目的

（1）明确成员在家庭中的角色。

（2）理解家庭角色对自身的影响。

（3）寻找成员与家庭中重要他人的联结，寻找内外在资源。

2. 时间

30分钟。

3. 重点内容

家庭作业分享。

4. 重点技术

家庭角色。

5. 准备

团体认同卡、分享卡等。

6. 操作程序

（1）冥想。

目的：创设轻松的氛围，回顾作业完成情况，为成员间的分享做准备。

播放钢琴曲《童年》，引导成员思考翻阅个人认同卡片前后自身的感受，以及自己在团体中的位置和自己在家庭中位置的关系。

（2）团体成员舒适度测试。

目的：了解成员的基本情绪状态和开放程度，以判断成员是否适合进行和家庭相关的较深入的分享。

询问团体成员在团体中的舒适感："请用1到10分对你现在的舒服状态进行评分，并写在便笺纸上。"可使用纸笔写的形式或者现场提问回答，逐一分享。

（3）我和我的家（重点环节）。

目的：成员了解自身在家庭中的位置，从他人的积极反馈中获得面对家庭的勇气和资源。

两两一组，分享关于家庭作业的问题。使用情感支持卡、分享片等工具，当一成员讲完与自己在家庭中位置有关的故事后，其他成员按照"听到（　　）的故事，让我感到——（具体的情感），我想到——"分享听到故事后的感受以及相似的经历。

（4）我和她/他。

目的：寻找家庭中的重要他人，以及学习如何通过与这些人的联结获得外在的支持性资源。

播放钢琴曲《我曾经也想过一了百了》。

在作业中重点回答给予个体力量信息的语句，并在作业中强调"今天与昨天如此相像，想改变明天，必须改变今天"，增强成员不断改变、进步的动机。

（5）领导者总结本次活动，布置下次作业（依据时间选择本次或下次分享每个人的回答情况）。

4）团体结束阶段

团体发展到尾声，成员会有多种情绪和感受，有经验的团体领导者一般都很重视团体辅导结束阶段的活动安排，精心选择符合成员特点的、有吸引力、有新鲜感的活动形式。如果不安排团体结束阶段的活动，或是安排不当，会直接影响团体辅导的效果。领导者在最后一次团体聚会时可安排形式多样的团体活动，如总结会、联谊会、反省会等，使团体辅导在轻松、温馨的气氛中结束。领导者在选择结束阶段的活动时应考虑以下几点。

（1）成员有机会回顾团体参与过程。

成员参与团体是一个不断学习和变化的过程。在选择团体活动时，领导者应该注意让成员有机会整理自己参加团体以来不同阶段的感受、困扰、体验、变化和收获。

例如，通过"天使揭秘"活动，团体成员可以互相观察和关怀，观察者可以分享自己的观察对象从第一次来到团体到结束期间发生的变化。有些观察者不仅用文字记录下观察对象在每一次团体聚会中的言行，还用绘画的方式记录观察对象每次参加团体活动的表情，将这些作为珍贵的礼物和成长见证赠送给观察对象。

（2）成员有机会获助和助人。

团体辅导的独特之处在于每个团体成员不仅可以得到团体领导者及其他成员的帮助，而且自己也可以成为助人的力量，为他人提供帮助。特别是当那些有相同的苦恼或心理问题的人聚在一起时，大家互相支持，并善意地提出个人见解。

（3）自我评价和团体评估。

为了适应社会生活并建立良好的人际关系，我们首先需要了解自己并接纳自己，这样才能更好地认识和接纳他人。在团体辅导中，成员们有机会通过反思自己的行为、听取他人的反馈以及与他人比较等方式来探索和深化自我认识，从而增强自我意识。这是团体辅导的核心目标之一。当团体活动结束时，鼓励成员回顾自己的成长历程，这有助于他们更清晰地认识到自己以及未来可能的发展方向，激发内在潜力，提升自我感知能力和对他人需求的敏感度，最终达到自我接纳、自我肯定、自我完善和自我实现的目标。在这个过程中，有效的反馈机制至关重要。它不仅能够帮助成员之间建立更加紧密的关系，还能教会大家如何更好地沟通交流与协作，共同推动个人与团队的进步。作为领导者，在此过程中应积极提供指导和支持，确保每次反馈都是安全且富有建设性的，以便每位参与者都能从中获益。

（4）成员间相互祝愿，增强激励。

天下没有不散的筵席。团体成员从一开始就意识到团体终将分开。在团体中，成员们互相分享、支持和帮助。尽管经历了焦虑、不安和痛苦，但这些经历最终促使他们成长。当活动结束时，虽然成员们感到依依不舍和担忧，但他们也体会到了喜悦、自信和满足等积极情绪。为了增强成员的自信并激发他们改变的勇气，领导者应选择能够促进成员间相互表达欣赏、祝福和建议的活动。这样，成员们更愿意将团体活动中的学习心得转化为自觉的行动，从而改善自己的生活。

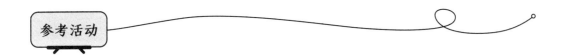

参考活动

心相连

1. 目的

（1）小组成员间形成积极的团体关系和情感联结。

（2）认识团体成员间的差异和彼此的价值。

（3）促进成员的开放，勇于面对自身问题。

2. 时间

30分钟。

3. 重点内容

积极提问、信息沟通和情感分享。

4. 重点技术

倾听、共情。

5. 准备

情感投射卡、叙事提问卡、分享卡等。

6. 操作程序

（1）放松。

目的：创设轻松的氛围，减少成员间的心理防御，促进彼此的开放。

使用冥想音乐放松。

（2）本次活动的基本思路、流程、目的等基本设置介绍。

目的：使团体成员对自身所参加的活动有基本了解，缓解情绪，做好本次活动的准备。

（3）团体成员舒适度测试。

目的：了解成员的基本情绪状态和开放程度，为后续活动调整做准备。

根据情况穿插舒适度核对的活动，询问团体成员在团体中的舒适感："请用1到10分对你现在的舒服状态进行评分，并写在便笺纸上。"可使用纸笔写的形式或者现场提问回答，逐一分享。

（4）我的故事（重点环节）。

目的：增强成员在团体中的开放性，通过故事倾听和分享，使成员间看到彼此的差异和价值。

使用只言片语卡片进行故事分享。

挑选自己目前喜欢的一张图片，编一段和自己相关的故事（要求有简单的情节）。小组成员逐一或者自由介绍。

（5）你我相连（重点环节）。

目的：通过分享听到他人故事后和主人公相似的故事和情感，形成积极的情感联结。

第一步：冥想——自己最快乐的时刻（感到最具力量的时刻）（配备钢琴曲《卡农》）。

第二步：两两一组，分享这一快乐时刻。使用情感支持卡、分享卡等工具，当一成员讲完故事后，其他成员按照"听到（　）的故事，让我感到——（具体的情感），我想到——"分享听到故事后的感受以及相似的经历。

第三步：寻找联接——和你最像的人（按2个、4个、8个、12个……不断组团）。

（6）结束及反馈。

目的：总结，加强成员间的积极联结，强化积极感受，深化团体信任感。

每位成员写一句最想对组内成员说的话，并交给该成员。

领导者总结本次活动。

2．如何理解团体联结的定义，以及在团体辅导中如何体现和促进团体联结？

团体联结是指领导者通过将团体成员之间表达的观念、行为或情绪的相似之处衔接起来，或者将成员未察觉到的相关片段资料串联起来，以帮助成员了解彼此的异同之处，增加彼此的认同感，提供重新检视个人的机会，使当事人有所领悟，并引导其行为改变。这种联结可以帮助团体成员更好地理解彼此，促进彼此之间的互动和合作，提升团体的凝聚力和个体效能。

这项技术在团体辅导中经常被使用。当成员进行交流分享时，每个人的观点都是独立的且可能较为分散。作为观察者的领导者能够轻松识别出这些观点之间存在的联系或冲突，并通过指出这一点来促进团队成员深入思考，从而提升整个讨论的质量。

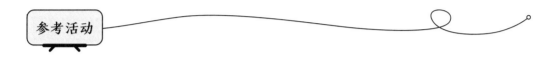

参考活动

心之力

1. 目的

寻找成员自身的内在力量，通过联结建立团体，为团体命名，引导团体成员思考团体与家庭的联系。

2. 时间

60分钟。

3. 重点内容

建立自我认同的独特力量、确认团体名称。

4. 重点技术

冥想、积极命名、家庭位置图谱。

5. 准备

自我认同七巧板等。

6. 操作程序

（1）冥想。

目的：创设轻松的氛围，寻找自我力量的源泉。

通过冥想体验能够代表自己的七个词语，在词语中找寻自我的力量来源。

（2）自我认同七巧板。

目的：构造自我认同的形象。

将自己选择的七巧板图形拼凑成可以代表自己的样子，两两分组交流，分享图形的意义。

（3）体验自我认同的积极情绪。

目的：在了解自我认同力量来源的基础上体验积极情绪。

首先，将代表自己的七个词语写在卡片的背面，然后将卡片反过来，两两分组交流这一过程中自己的感受和体验到的意义。

（4）构建团体图形。

目的：增强团体成员的联结，为团体命名，确认团体图形。

将各自的图形打散，团体成员一起构建一个可以代表团体的图形，并为团体命名。

（5）团体角色分配。

目的：团体成员了解各自的位置，并将其和自己在实际家庭中的位置或角色相联系。

团体成员将写有自己在小组中名字的卡片贴在团体图形的不同位置，并思考原因以及这个位置和家庭中自身角色的关系。

（6）结束及反馈。

目的：总结，加强成员间的积极联结，强化积极感受，深化团体信任感。

每位成员将自己最想对小组中某位成员说的一句话写下来，并交给该成员。

领导者总结本次活动。

3．如何理解团体凝聚力对团体的重要性，以及高度凝聚力团体的特征？

团体凝聚力是通过团体成员之间的互动形成的。在团体活动中，成员们通过互动和交流来分享各自的情感与想法，这有助于加深彼此之间的情感联系。当成员之间建立起相互认同，并且能够满足对方的心理需求时，他们之间会产生更加紧密的关系以及相互依赖的感觉，进而增加个人对于团队的兴趣，最终促进整个集体更加团结。相反地，若存在意见不合、争执不断或者缺乏共同语言的情况，则可能导致团队内部关系紧张，减弱其向心力。因此，可以说，一个组织内部人际关系的好坏直接决定了该组织是否具有强大的凝聚力。

一般而言，凝聚力强的团体具有以下七个特征：

（1）团体的团结源于团体内部，而非外部的压力。

（2）团体内没有形成互相敌对的小团体倾向。

（3）团体具有适应外部变化和处理内部冲突的能力。

（4）团体成员之间具有强烈的认同感和归属感。

（5）每个团体成员都清楚团体的目标。

（6）团体成员对团体的目标和领导者持肯定的态度。

（7）团体成员认可团体的存在价值，并愿意维护团体的持续存在。

在团体辅导中，团体的凝聚力对于团体活动和治疗效果至关重要。高度的凝聚力可以促进团体成员的信任和开放程度，增强他们参与团体活动的积极性。相反，如果团体凝聚力较低，成员之间存在内在冲突，合作性差，那么团体的工作效率就会受到影响，甚至可能导致团体活动失败。

二、团体辅导过程

1．团体辅导中如何运用放松训练？

放松训练主要是借助语言暗示等手段使身体松弛，使心理放松。现有研究发现，放松训练有减轻心理压力、调节兴奋水平的作用。放松训练的基本种类有呼吸放松法、肌肉放松法、想象放松法三种。

在团体辅导中，领导者通常会结合三种放松法进行指导。首先，他们通过指导语帮助成员进入想象状态，置身于一个舒适且安全的空间。接着，领导者会指导成员运用呼吸放松法或肌肉放松法，以实现完全的肢体放松。

💗 **想象放松指导语例1**

准备好了吗？好，现在请深深地吸一口气，然后慢慢地呼出。再做一次，深呼吸，慢慢呼气。春天已经到来，周围是鸟语花香的美丽景象。你静静地躺在床上，享受着春天带来的欢乐与愉悦。一束温暖的阳光温柔地照在你的头顶，让你感到头部放松，格外安逸舒适。这股暖意从你的头部缓缓流向额头，紧锁的眉头也随之舒展开来（请细细体会这种放松的感觉，它让你感到非常舒适和轻松）。你觉得额头凉丝丝的，脸上的每一块肌肉都特别放松，这种感觉真是太舒服了！

💜 **想象放松指导语例2**

现在请你找一个最舒适的姿势坐好，轻轻闭上你的眼睛，听着这优美的音乐，心情慢慢平复，让你的身体慢慢地、全面地放松下来……放松……现在你已经完全放松了，你内心平静自然，心无杂念。此时此刻，你的心慢慢离开你的身体，来到一个风景优美的湖边，你慢慢地在湖边躺下，十分惬意。

2．在团体创始阶段，团体领导者如何帮助成员进行信任体验？

在团体辅导的创始阶段，建立信任是至关重要的，因为这是整个团体辅导的基础。信任体验帮助成员们感觉安全和被接纳，从而更开放和真诚地参与团体活动。团体领导者在这一阶段的关键任务是创建一个安全、支持和无评判的环境，以便成员可以放心地分享自己的想法和感受。以下是一些具体的方法，团体领导者可以帮助成员进行信任体验。

（1）设定明确的规范和期望。在第一次会议中，领导者应明确介绍团体的目标、结构和规则，包括保密原则。这有助于成员了解他们的权利和责任，减少不确定性和焦虑。明确的规范和期望为建立信任奠定了基础。

（2）示范开放和真诚。领导者通过自己的行为示范如何开放和真诚地沟通。他们分享一些个人经历或感受，以此表明在这个团体中表达自己是安全的。领导者真诚和透明地表达，可以鼓励成员效仿。

（3）组织破冰活动。开展一些轻松且有趣的破冰活动，以促进团队成员之间的相互了解。活动可以包括介绍自己、分享个人兴趣和爱好，或者参与团队合作游戏。这些活动有助于减少成员之间的陌生感，并建立初步的联系和信任。

（4）创建安全的讨论环境。在初始阶段，领导者应鼓励所有成员参与讨论，并确保每个人都有发言机会。对每位成员的贡献给予积极的反馈和认可，避免任何形式的评判或批评。领导者要特别注意那些较安静或内向的成员，确保他们感到被关注和尊重。

（5）开展小组分享。分成小组或二人小组，让成员们进行更深入的分享和讨论。

小组分享相对更私密，成员们可能会感到更加舒适，从而更愿意敞开心扉。小组活动结束后，可以让每个小组总结并分享讨论内容，以促进整个团体的交流和信任。

（6）关注非言语沟通。领导者应注意成员的非言语沟通，包括表情、姿态和眼神接触。这些非言语信号可以帮助领导者了解成员的情绪和状态，从而及时调整引导方式，提供必要的支持和关注。

（7）建立一致性和可靠性。领导者应保持一致性和可靠性，按时开始和结束会议，遵守设定的规则和规范。这种一致性和可靠性会让成员感到安全和信任，知道他们可以依赖领导者和团体。

（8）提供支持性反馈。领导者应提供积极和建设性的反馈，帮助成员看到他们的价值和贡献。通过认可成员的努力和进步，增强他们的自信心和归属感。

通过这些方法，团体领导者可以有效地帮助成员在创始阶段建立信任体验，创建一个安全、支持和开放的团体环境。这种信任的建立为接下来的团体工作打下坚实的基础，使成员能够更深入地参与和合作，实现个人和集体的成长目标。

> 成员A：我最感谢的人就是戒毒所民警，感谢他们帮助我脱离了苦海；（信任体验后）我觉得自己挺倒霉的，世界上那么多人吸毒，为什么偏偏我被抓？但是我真的挺愧疚，觉得很对不起父母。
>
> 成员B：我从小到大的偶像就是我的父亲，他开了一个工厂，每天拼命赚钱，给我吃好的喝好的；（信任体验后）我讨厌我的父亲，他基本上都不回家，偶尔回趟家也是喝得醉醺醺的，还跟母亲吵架。

当成员间的信任建立起来后，才会产生更开放和更安全的团体空间。因此，在团体初始阶段，领导者要尽可能地帮助成员进行信任体验，这对团体发展至关重要，可以从以下几个方面着手。

1）领导者自我介绍

领导者的自我介绍方式对团体气氛有深远影响。为了给成员留下精力充沛、坦率且具有亲和力的印象，领导者应该精心设计自己的介绍词。

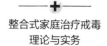

2）领导者的态度

领导者的态度直接影响信任感的建立。领导者态度热诚，有利于团体辅导成员参与积极性的调动。

3）说明团体规则

领导者要为团体发展做完善的准备，需要清楚、明确、简洁地说明团体的基本规则和要求。

4）鼓励成员表达

领导者应鼓励成员表达他们的感受，同时接纳自己和别人的感受。如果成员看到表达消极或负性的情绪是可以的，他们就会更努力地探索对自己有意义的事情，更容易表达他们在团体中的感受和看法。

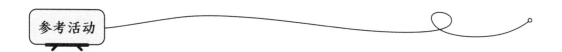

参考活动

再出发

1. 目的

（1）巩固之前学习的技能，主要是成员沟通的技能（我感觉，我想对他说）。

（2）加深彼此的信任和团体凝聚力，为后续高阶练习做准备。

2. 时间

60分钟。

3. 重点内容

共同创作团体歌曲，巩固彼此的信任，加强团体凝聚力。

4. 重点技术

沟通技术。

5. 准备

团体认同卡、分享卡、沟通卡等。

6. 操作程序

（1）团体形象建构。

目的：巩固对团体的认同。

成员共同拼凑团体名称"我们的家"的图形，并贴在大白纸上。

（2）混合发声。

目的：巩固彼此的信任和支持。

以"与火星孩子的对话"为主题，我们将歌词分为两部分。一部分是主角与火星孩子的对话，另一部分则是火星人的回应。在这个过程中，我们会在冥想中思考一个问题："在家庭中，你希望谁是这个火星人？你希望家里的谁和你进行这样的对话？"

（3）团体歌曲创作。

目的：我们的目标是加强团队成员之间的信任，并提升他们对团队形象的认知。此外，我们还将努力增强成员对团队的认同感。在活动安排上，我们计划改编歌曲《17岁》。原歌词将写在纸的左侧，而改编后的版本则写在右侧。根据情况，我们可能会邀请观察员参与这一过程。

（4）高阶活动预告。

目的：总结，回顾主题，为高阶练习做好心理准备。

领导者总结本次活动，展示团体图形和歌曲，介绍高阶活动内容。

3．什么是团体的开放性？团体开放性的核心是什么？

开放性是团体辅导成功的关键，它促进了成员之间的信任、理解和协作，从而推动个人和集体的成长。以下是实现团体开放性的几个要素。

1）安全和信任

团体开放性的首要条件是建立一个安全的环境。成员需要感到他们的隐私受到尊重，他们的表达不会受到评判或攻击。团体领导者通过设定明确的保密原则和规范，鼓励成员尊重彼此的发言和感受，从而建立起信任和安全感。

2）尊重和包容

团体开放性要求成员彼此尊重和包容。每个人的观点、感受和经历都是独特的，应该得到尊重和理解。团体领导者应积极倡导和示范尊重与包容，鼓励成员在交流中表现出同理心和无评判的态度。

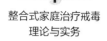

3）积极倾听

积极倾听是团体开放性的核心技能之一。成员需要感到他们的声音被听到和理解。团体领导者应鼓励成员练习积极倾听，关注说话者的内容和情感，并提供及时和支持性的反馈，从而增强互动的深度和质量。

4）自由表达

团体开放性意味着成员能够自由地表达自己的想法和感受，而不必担心受到批评或排斥。领导者应创建一个开放的氛围，鼓励每个成员分享他们的观点，无论这些观点是如何与众不同或具有挑战性。

5）真实和真诚

开放性的另一个重要方面是成员能够真实和真诚地展现自己。团体领导者通过示范真诚和透明，鼓励成员在团体中做真实的自己，表达他们的真实感受和想法。这种真实和真诚的互动能够促进深层次的理解和联系。

6）协作和支持

团体开放性还包括成员之间的协作和支持。领导者应促进团体内的合作氛围，鼓励成员互相支持和帮助，共同面对挑战和问题。通过协作和支持，成员能够更好地利用团体资源，实现个人和集体的目标。

7）持续反思和改进

团体开放性还体现在持续的反思和改进方面。团体领导者应定期引导成员反思团体的互动和进展，识别需要改进的地方，并共同制定改进策略。这种持续的反思和改进能够保持团体的开放性和活力。

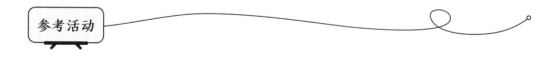

参考活动

<h1 style="text-align:center">分享乐趣</h1>

1. 目的

练习动作表演和语言表达；分享或交换愉快的经验；缩短彼此的距离，增强团体开放性。

2. 时间

60分钟。

3. 准备

舒适的场地。

4. 操作程序

（1）领导者说明：为了使大家更进一步了解彼此，我们每个人可以把平时最喜欢的活动，如集邮、看电影、郊游等的一些情况介绍给大家，并与大家分享。可以通过表演的方式让别人猜一猜你喜欢的活动是什么，或阐述喜欢它的原因，以及从中获得的乐趣和感受。

（2）乐趣表演。大家围成圆圈，以自动或轮流的方式介绍自己最喜欢的活动。

（3）自由交换意见和感受。

5. 注意事项

（1）如成员有不良嗜好（如打架、赌博），应鼓励成员发表意见，促使有不良嗜好的成员进行自我反思，防止产生负面影响。

（2）介绍时，尽量鼓励成员用非语言的表演方式，以增强新奇性和趣味性。

4. 团体辅导中如何激发动机？应遵循什么样的原则？

在团体辅导中，应将团体成员置于核心位置。每个成员都应拥有改变自己的权利，并被鼓励对自己的行为负责。作为团体领导者，你的职责是预见和识别成员之间的矛盾心理。当帮助成员反思和解决这些矛盾时，你应提供适当的指导，而不是主动提出建议（除非成员要求）。以下是团体领导者在此过程中可能采取的一些策略。

1）表达共情

治疗师通过反应式倾听技巧，以一种非评判性的态度，站在来访者的立场去理解他们的想法、行为、情感等，以探索来访者内心的矛盾与冲突，并推动其行为发生改变。

2）显示分歧

领导者引导成员认真思考自己的不良行为所导致的后果，以及这个后果给自己带来了什么困扰，如果改变这个行为会有什么变化等问题。这样的思考能够使成员意识到自己目前的行为带来的危害，例如认知失调，从而促进来访者做出改变。

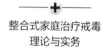

3）接受矛盾心理

团体领导者应将成员的矛盾心理视为正常现象，理解和接纳成员的内在矛盾，而不是与之辩论或争执。对成员的尊重、理解、接纳是化解阻抗的关键。

4）激发自我效能感

领导者应帮助成员看到他们的优势、回忆成功经验、发现内在和外在的支持系统，提供必要的建议和鼓励，以增强成员的信心，激发其自我效能感，使其相信自己完全可以凭借自己的努力实现最终的改变。

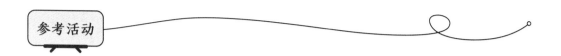

参考活动

组员心声

1. 目的

探索并交流团体成员对团体辅导和其他成员的看法、期待，引导成员真诚沟通、表达和获取情感支持。

2. 时间

30分钟。

3. 准备

每人1张写有未完成句子的纸、1支笔。

4. 操作程序

（1）领导者给每人1张纸，请大家思考后认真填写，每个成员独立完成。

对我来说，这个团体是_____。

每次进入这个团体时，我感到_____。

在团体中，我信任的人是_____。

在团体中，我最担心_____。

我期望在团体中_____。

（2）每个成员在团体内向别人讲述自己对团体辅导的看法和期待。以填写未完成句子的形式可以引导成员写出个人心声，领导者与他人可以从大家的表述中看到每个成员的参与程度、期望、感受，互相启发，增进了解，相互接纳。

5. 团体辅导中情绪唤起的主要方式有哪些?

情绪是对一系列主观认知经验的通称，是多种感觉、思想和行为综合产生的心理和生理状态。喜、怒、哀、恶、惧是人最基本的情绪，除此之外，人还有复杂的情绪，如嫉妒、惭愧、羞耻、自豪等。情绪常和心情、性格、脾气、目的等因素互相作用，也受到荷尔蒙和神经递质影响。无论正面还是负面的情绪，都会引发人们行动的动机。尽管一些情绪引发的行为看上去没有经过思考，但实际上意识是产生情绪重要的一环。情绪唤起是指由情绪所引发的生理唤醒状态，这种生理状态令我们产生独特的情绪体验，可以进一步激发我们的行为。

在团体辅导中，适当的情绪唤起可以帮助成员共情，消除阻抗，提升自我效能感，促进成员的自我表达，达成团体的目标。领导者应根据团体不同的氛围，进行相应的情绪唤起。但不恰当的情绪唤起，可能会产生反作用，引起成员的反感和阻抗。在团体辅导中，领导者可运用以下方法进行情绪唤醒。

1）音乐

研究显示，跨文化的音乐主观体验可以映射出多种情绪，例如高兴、悲伤、焦虑、恐惧、愤怒、激动等。音乐是一种通用语言，可以唤起细微差别的情绪。团体领导者可根据不同的团辅活动主题，提供音乐予以配合。

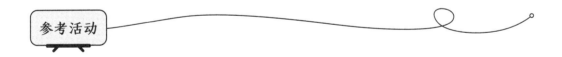

参考活动

常回家看看

1. 活动目的

（1）创设可以回到17岁左右家庭形态的情境。

（2）确认能给自己力量的重要家庭成员。

（3）寻找自己能够接受的支持方式。

2. 时间

60分钟。

3. 准备

歌曲《常回家看看》《十七岁》《曾经我也想过一了百了》、纸、笔。

4. 操作程序

（1）冥想。

（2）唱《常回家看看》，引出本次主题"常回家看看"。

（3）听《十七岁》，分享自己在17岁的时候，每当遇到困难，最想见到的人。

（4）将《曾经我也想过一了百了》作为背景音乐，写出能给自己力量的人的名字，寻找17岁自己遇到困难时能给自己力量的家人（或朋人）。

（5）随机抽取他人的作业，读出其中的内容。然后，用"我看到他写的，我感觉，我想对他说"的方式分享你的感受。如果你不愿意分享，可以在作业的右下角打一个钩。

（6）领导者总结本次活动，通过"常回家看看"的主题，对成员强调找到这些家庭成员，强调力量的来源及其重要意义。

2）情景模拟

领导者可以通过模拟情景、角色扮演等形式，使成员置身于情境之中，激发情感，帮助成员回忆情境中的困难、创伤，并进行自我表达。同时，成员还可以相互学习、交流，获得直接和间接的经验。

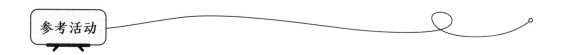

参考活动

父与子

1. 目的

（1）培养成员的共情能力。

（2）使成员体验其他家庭角色，获得第三方建议。

（3）使成员表达对家庭的真实看法，成员之间产生共情。

2. 时间

30分钟。

3. 准备

纸、笔。

4. 操作程序

（1）澄清目的：由领导者说明团体活动的目的或引导成员说出他们希望得到的帮助。

（2）领导者将团体成员两两分组，组内两人尽量为平时沟通交流不多的成员。

（3）两个人分别扮演"父亲"和"儿子"，轮流交替进行。阶段一："儿子"表达内心对"父亲"的不满（真实地表达），"父亲"根据"儿子"的职责——反驳；阶段二："儿子"表达对"父亲"的理解和感谢，双方和解。

（4）回到团体（围成圆圈），成员间相互分享在活动中印象最深刻的问题和回答，并记录下来。

（5）讨论刚才的经验。

3）游戏

游戏可以使成员的身心得到释放。游戏不仅可以使成员卸下防备、缓解压力、体验团体支持，还可以使成员产生积极的情绪体验。

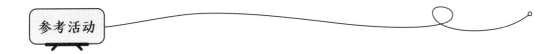

参考活动

无家可归

1. 目的

（1）让成员积极融入团体。

（2）让成员体验家的感觉，体验团体的支持，愿意与其他成员在一起。

2. 时间

10分钟。

3. 准备

无。

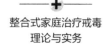

4. 操作程序

（1）让全体成员手拉手围圈，充分体会大家在一起的感觉。

（2）领导者宣布："变化开始，四人一组。"成员们需要根据这一指令重新组成四人小组，构建新的"家"。如果领导者更换人数要求，如改为五人一组，成员们则需再次按新的指示重组他们的"家"。

（3）请那些未能找到"家"的人分享一下他们游离于团体之外的感受。为了给所有成员提供改变的机会，领导者可以多次调整团队的人数配置。

6. 如何在团体辅导中运用投射技术？

在团体辅导中，经常会运用到投射技术。投射在精神分析理论中是指个体依据其需要、情绪的主观指向，将自己的特征转移到他人身上的现象。投射作用的实质，是个体将自己身上所存在的心理行为特征推测成在他人身上也同样存在。在团体辅导中也表现为具有投射性质的游戏，如只言片语卡、沙盘游戏等。

游戏本身并不具备心理治疗与辅导的功能，但其本质和特征能吸引成员积极参与团体活动，放松地展现自我。随后，可以利用成员在游戏中的体验和感悟对他们进行辅导或治疗。游戏允许"自由选择"以及"自由加入和退出"，让成员意识到自己的存在价值，无需顾及他人的喜好或意愿，完全可以根据自己的兴趣发挥无限的创造力。正如存在主义的代表人物萨特所认为，游戏是一种能够激发个性和自我创造的教育方式。参与者可以自由创造游戏的内容、形式和规则，最大限度地表现"自我"。

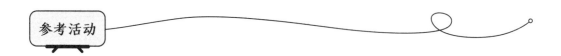

参考活动

与火星的孩子对话

1. 目的

（1）认识并接纳自我。

（2）解除防备，增强团体凝聚力。

（3）使成员自我暴露，获得自由和安全感。

2. 时间

30分钟。

3. 准备

歌曲《与火星的孩子对话》、纸、笔。

4. 操作程序

（1）澄清目的：由领导者说明团体活动的目的或引导成员说出他们希望得到的帮助。

（2）领导者先让团体成员选择一个舒服的姿势，进行肢体放松；播放歌曲《与火星的孩子对话》，通过引导语使成员进入冥想，进入一个自由安全的空间与一个"火星孩子"进行对话。

（3）火星孩子是一个不会去责怪任何人、对任何想法都理解和接纳的人。他们通过言语来安慰那些受伤的人。成员们会将自己的缺点、苦恼、困难和阴暗面倾诉出来，并从理想的自我形象那里寻求反馈，无论是反驳还是肯定。

（4）回到团体（围成圆圈），成员间互相分享在冥想中印象最深刻的问题，并记录。

（5）集体讨论。

7. 团体成员出现阻抗的原因是什么？有哪些形式？领导者处理阻抗的方法有哪些？

在团体的初始和过渡阶段，成员们很容易表现出阻抗现象。团体辅导中的阻抗指的是来访者潜意识里出现的，阻止引起其自我感觉痛苦或焦虑的欲望、情绪和记忆等进入意识层的力量。这种阻抗可以分为两类：（1）团体中某个或某几个成员出现的阻抗。（2）整个团体出现的阻抗。阻抗的表现形式主要有：逃避倾向，将注意力放在其他成员身上或者一些与自己无关的事情上，不去面对自己和自己的反应，对团体不投入，说话不着边际，使用过度概括性的语言，频繁提问。此外，还可能表现为迟到或干脆不来，保持自满或漠不关心的态度，理智化，表现不信任，行为上不合作，造作表演等，以此来逃避个人探索。阻抗的形成原因主要是：成员间缺乏信任，对团体（包括领导者和其他成员）存在疑虑，以及对团体有误解和恐惧等。

团体领导者需敏锐地觉察并尊重成员的此类行为，提供成员表达此类行为的内在情感的机会，主动带头示范，但不责备成员。另外，团体领导者可以通过直接回应，提醒成员必须学习用关心和建设性的方式去面对其他人，以及愿意保持开放和非防卫的态度去接受团体成员的回馈。一个有经验的领导者具备识别防卫行为的能力。他们能通过观察成员的言谈举止，发现那些表现出防卫心理的成员。面对这样的情况，领导者倾向于采用直接对话的方式，或是邀请这些成员分享他们在团体中的真实感受，而不是使用批评、贴标签或是面质的方法来调整他们的防卫和抗拒态度。

在一个戒毒人员的团体辅导活动中，成员们聚集在一起分享各自的戒毒经历和面临的挑战。团体领导者注意到，其中一位名叫小王的成员表现出明显的阻抗情绪。他在几次会议中很少发言，经常避免与他人进行眼神接触，有时甚至会中途离开会场。

如果在团体辅导中出现以上情况，领导者应该如何处理呢？

（1）观察和识别。团体领导者注意到小王的行为模式，包括沉默、不参与讨论、回避眼神接触和使用手机。这些都是阻抗的迹象，表明小王可能对分享自己的经历感到不安或不愿意暴露自己的脆弱。

（2）建立信任和安全感。团体领导者在整个团体中加强了对保密和无评判原则的强调，确保每个成员感到他们的隐私和感受会受到尊重。领导者在一对一的时间里，与小王进行了谈话，表达了对他的关心，询问他在团体中的感受，并确保他知道他在团体中是被支持和接纳的。

（3）邀请分享和给予选择。团体领导者在下一次会议中，用更温和的方式邀请小王分享他的感受。领导者："小王，如果你愿意，能不能和我们分享一些你在戒毒过程中遇到的挑战？如果你暂时不想说，也没有关系，我们尊重你的选择。"给予小王选择的权利，减轻了他的压力，同时也表明他有主动权，这有助于减少他的阻抗。

（4）提供支持和肯定。当小王稍微放开一些，分享了一些简短的经历时，领导者和其他成员给予了积极的反馈和支持，肯定了他的勇气和贡献。领导者："谢谢你愿意分享你的经历，这对我们大家都有很大的帮助。我们都支持你。"

（5）利用团体动力。团体领导者鼓励其他成员分享他们类似的经历，这样可以帮助小王感受到他并不孤单，因为其他人也面临着相似的挑战和感受。通过这种方式，不仅增强了团队的凝聚力，还让小王深刻体会到了集体的力量和支持。

通过以上步骤，团体领导者成功地帮助小王逐渐克服了阻抗，开始更多地参与到团体讨论中。小王发现其他成员也经历过类似的困难，这使他感到自己被理解和接纳。他逐渐愿意分享更多的个人经历，并在团体中获得了宝贵的支持和建议。

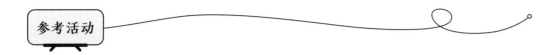

参考活动

高传信心

1. 目的

缓解团体紧张情绪，以打破沉默，增进团体成员间的信任。

2. 时间

30分钟。

3. 准备

干净的空白地面。

4. 操作程序

（1）成员排成一纵列。

（2）将最前面的一个成员高举后传至最后放下。

（3）团体的第二个人变成第一个人，团体再举起最前面的人传至最后放下，依次轮流。

（4）团体每个人都被举过之后，大家一起讨论。

5. 注意事项

（1）被举者闭上眼睛，头部朝后，向后传递。

（2）在下面的人要尽量使被举者感觉舒适安全，要保护好被举者。

（3）被举者要身心放松，肌肉放松。

（4）在下面的人要慢慢地来，保持安静。

8. 如何理解共情？在团体辅导中领导者应怎么运用共情？

共情，也称"同感""同理心""投情"等，指站在当事人的立场，客观地理解当事人的内心感受，且把这种理解传达给当事人的一种沟通交流方式。共情可分为初级共情和高级共情。初级共情指个体从思想上理解他人的思想和行为；高级共情指个体不仅可以从他人的立场考虑问题，而且能站在对方立场上来感受事件带来的情绪体验，并在交往中自觉地把这种体验用语言或非语言的方式传递给对方。

在团体辅导过程中，领导者在运用共情时需要注意以下几点：首先，领导者应跳出自己的视角，进入成员的参照框架；其次，必要时，领导者应验证自己是否真正达到共情；再者，表达共情需因人而异，并且要善于运用非言语沟通方式，如目光交流、面部表情、身体姿态等；此外，在表达共情时，准确理解并扮演适当角色至关重要；最后，即使没有相同的经历，也应努力从求助者的角度出发去理解，同时要注意适时适度地表达共情。

例如，在某次团体辅导中，领导者提出关于春节不能回家的问题，成员产生明显的阻抗，都沉默不语，也没有交流。领导者在等待两分钟后，根据情况认为需要表达共情。领导者谈到，在前年春节，因为突然接到一个因交通事故几乎丧失了所有亲人的孩子的PTSD个案，无法在大年三十赶回家，当他第二天中午回到家的时候，看到父母都坐在沙发上，一直等着他，桌子上的饭菜还是前一天晚上的，几乎没怎么动过，他的眼泪止不住地流，情不自禁地走上前去拥抱父母。领导者在描述完这段经历后，向成员提问："几个月后或一年后，你们回到久别的家，会拥抱那些等你回家的人吗？"成员间产生了共鸣，并开始真诚地表达自己的感受，从而消除了之前的阻抗。

共情能力在心理咨询过程中是一种重要的能力，在团体辅导中，领导者不仅需要提升自身的共情能力，还要以提升成员的共情能力为目标，准确地开展相应的活动。

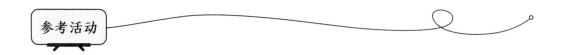

参考活动

再相遇

1. 目的

巩固团体中构建的支持，形成对新领导者的信任，构建高阶团体的目标，激发成员对高阶课程的动机。

2. 时间

60分钟。

3. **重点内容**

回溯初阶课程中所习得的技能；新领导者和成员间相互融合。

4. **重点技术**

沟通技术、家庭雕塑。

5. **准备**

雕塑卡、分享卡、沟通卡等。

6. **操作程序**

（1）冥想。

目的：营造再出发的情绪氛围。

利用音乐《无止境的见识》，营造出一种与新的领导者相遇的美好氛围。

（2）再相识。

目的：巩固彼此的信任和支持，促进新领导者和成员积极融入。

领导者介绍高阶的主要内容，激发成员努力的动机。

（3）团体成员位置识别。

目的：巩固对团体形象的认识，增强团体认同感。

首先，将写有你在小组中被称呼的名字的便笺纸准备好。然后，把它贴在我们上次共同制作的团体Logo上。

（4）雕塑火星人（重点内容）

目的：鼓励成员与家庭中重要人物对话。

第一，再次练习与重要人物的对话——以"与火星孩子的对话"为背景，将歌词分成两个部分，交替和火星孩子进行对话，一组当主角，一组当火星人回应。

第二，冥想并思考"希望家庭中的谁是这个火星人？希望家里的谁和你这样讲？为什么？"

第三，轮流分享上面的问题。

第四，雕塑感受。集体创作一个动作，用于表示听到成员分享时各自的感受。

（5）领导者总结。

（6）完成每次的问答作业。

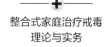
9. 如何理解团体辅导中的情感支持？领导者应如何让成员感受到情感支持？

一个人生活在社会中，如果得不到家人、朋友或他人的接受与容纳，会感到孤独无助，缺乏依靠。若因身心缺陷而遭人拒绝或排斥，这种感觉会更加强烈。团体辅导的基本功能是让参与者感受到被团体成员接纳，从而产生归属感。在一个逐渐增强凝聚力的团体中，小组成员通过得到其他成员无条件的接纳和支持，会感到温暖和平静，体验到归属感。随着小组的发展，相比于其他地方，组员会觉得在小组中就像在家一样舒适。对于患病的成员来说，由于"同病相怜"，他们可以获得更多的同情与支持。

在团体辅导中，以下是一些促进成员感到被接纳和归属的策略：

（1）同理心的理解。领导者应接纳团体成员的负性情绪，鼓励成员承认和表达真实的感受。当成员能够自我接纳并接纳他人时，团体的氛围就会由冲突转变为凝聚力，从而推动团体向前发展。

（2）认识与表达内心困扰。鼓励成员认识自己的焦虑、矛盾和挣扎，并帮助他们将这些感受表达出来。领导者应协助成员识别自己的保护行为和心态，促进共鸣和自我表露。

（3）转化防卫性行为。鼓励成员面对防卫性行为，并将之转化为建设性行为。领导者需敏锐觉察成员的抗拒和防卫心理，创造条件处理这些抗拒，并在适当时机协助成员面对和处理矛盾冲突，以促进健康的矛盾处理。

（4）直接而坦诚地应对挑战。领导者应以直接而坦诚的方式面对并处理成员的挑战。领导者的处理态度对于团体是否能进入更高层次的发展至关重要。

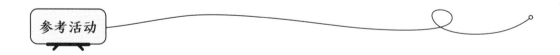

参考活动

新征程

1. 目的

掌握家庭雕塑技术，体会家庭成员对自己的影响，巩固成员间的信任。

2. 时间

60分钟。

3. 重点内容

家庭雕塑、支持性雕塑。

4. 重点技术

家庭雕塑技术。

5. 准备

雕塑卡、分享卡、沟通卡等。

6. 操作程序

（1）团体形象重构。

目的：加强团队成员之间的认同感。

活动说明：成员们共同设计一个名为"我们的家"的图形Logo。每个人根据自己在团队中的角色和期望，采取不同的姿势站立，展现自己希望在团队中扮演的角色。

（2）感受雕塑状态。

目的：积极体验团队中个人动作的意义。

活动说明：参与者轮流分享在雕塑状态下的个人感受及其对自身的意义。

（3）团体歌曲创作。

目的：加深团队成员间的相互支持，促进成员更深入地理解自己在家中的位置所带来的感受和意义。

活动说明：成员们相互观察他人的动作，并分享在看到这些动作时自己的感受。此外，讨论并创作一首反映团队精神和成员间互动的歌曲。

（4）领导者总结

目的：回顾本次活动的主题和成果，预告下一次活动的安排。

活动说明：领导者对本次活动进行总结，重申团体的核心价值，并再次展示团队的图形Logo。

（5）完成成长手册中的作业。

目的：巩固学习成果，促进个人反思。

活动说明：参与者需完成指定的作业任务，记录下自己的学习心得和体会。

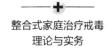

10. 团体辅导中，领导者应当如何做，才能给予成员鼓励与支持？

在团体辅导中，领导者不仅是团体的创造者、领导者、教育者，也是团体的促进者、鼓励者。每个人都希望得到别人的肯定，领导者的鼓励行为使得成员的自尊水平得到提升，充满希望和信心，能有效改善团体的氛围，促进团体和谐，增强团体效能。当领导者观察到某个成员有所改进时，给予及时的鼓励，不仅能使该成员充满信心，也会激发其他成员改善。当然，领导者的鼓励要实事求是，不能为了鼓励而说些空洞的大话。在具体的团体辅导过程中，领导者可通过以下方法为成员提供鼓励与支持。

1）设定积极的基调

领导者应为团体设定一个积极的基调，引导成员吐露真情，使团体氛围更加和谐。

2）提供积极的支持

领导者在开始阶段应提供支持和关怀，帮助成员适应新的环境，排除与他人交流思想、表达情感所带来的焦虑感。

3）直接引导成员表达

领导者应直接引导成员表达自己的想法和感受，让每位成员专心投入，没有压力地表达感受。

4）以感言收获结束会谈

团体辅导的目的是促进个人成长和变化，领导者应引导成员对团体经历做出归纳和总结。

5）以行动期望结束会谈

领导者要激发和强化成员的行动欲望，让他们为实现团体的目标而行动，实现对自己未来的期待。

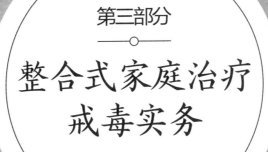

第三部分

整合式家庭治疗
戒毒实务

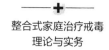

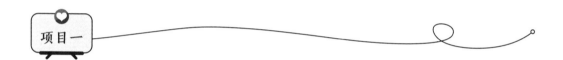

第五章

家庭心理教育
课程设计与实施

一、入所调整

项目一

端正心态，努力改变

【应用场景】

戒毒人员刚刚进入戒毒所，对于强制戒毒可能具有一定的排斥心理，不愿意配合教育和戒除毒瘾。

【课程目的】

1. 让戒毒人员能够认识到身份和环境的变化，从而学会接受现实。

2. 让戒毒人员能够多角度思考问题，客观理性对待戒毒。

3. 让戒毒人员明白改变自我的意义，并且相信自己有改变的可能性。

【课程对象】

所有刚入所的戒毒人员。

【课程时间】

40～60分钟。

【课程要求】

戒毒人员完成笔记及作业。

【课程内容及流程】

一、小调查

设计意图：了解戒毒人员的心理，并且让他们意识到其他人可能跟他们有着类似的想法和观念。

PPT呈现如下问题，请戒毒人员写下答案后进行分享，如果没有人自愿参与，可以随机抽取，如通过击鼓传花选择分享的人；如果有人不愿意分享，可以进行鼓励，但不强迫。

> **❓ 问题**
>
> 1．为什么我会走到今天这一步？
> 2．进入戒毒所后我的心情如何？
> 3．我认为成功戒毒的可能性有多大？

在刚才的分享中，我们发现有些人已经接受了现实，并且对未来的改变充满信心；然而，也有人还在努力接受现实，对未来感到迷茫。这是非常正常的现象，毕竟我们都是从一个熟悉的环境转换到一个陌生的环境，从自由自在的生活状态转变为处处受到要求和规范的状态。这种转变需要时间去适应，而每个人的适应和调整能力是不同的。

为了说明这一点，我们可以看一个关于小猫适应能力的实验。心理学家们首先将一只小猫放入一间背景全是竖线条的生活空间，让它自由地生活一段时间。之后，又将这只小猫转移到一间背景全是横线条的生活空间。结果，这只小猫变得东倒西歪，无法站稳。这个实验展示了即使是简单的环境变化，也需要时间和适应过程。

二、活动体验：握手

设计意图：感受环境变化后带来的适应困难。

第一步：每个人双手自然交叉，即自己和自己握手，教员进行示范。

第二步：观察自己的双手，哪只手的大拇指在上。

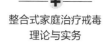
第三步：交换大拇指的位置，如上一次左手在上，这次就换成右手在上。教员询问戒毒人员的感受，是否有人觉得别扭？

第四步：一次左手在上、一次右手在上，进行轮换，各5次。教员再次询问戒毒人员感受。

> **? 问题**
>
> 在刚才的过程中，有没有人一直都感觉很舒服，不觉得别扭，也没有手不听使唤的？

小结：你们看，一个小小的握手举动，都有（很多）人觉得不舒服、别扭，或者很难调整，那我们的生活要调整，自然就更难了。

三、"我的身份"的认识

设计意图：充分挖掘戒毒人员对于身份变化的认识，纠正和疏导不合理的观念。

1. 采访戒毒人员对于自己身份变化的感受。

2. 教员进行澄清和梳理：不自由，这是最大的变化。但是强调戒毒人员在入学、就业、享受社会保障等方面不受歧视（领导者也可以根据实际情况进行补充）。

四、正确看待错误

设计意图：让戒毒人员客观理性地对待自己的错误。同时，积极改正错误。

1. 戒毒人员对吸毒这一错误行为的认识：

A. 自毁前程

B. 无所谓，没感觉

C. 一次改变和成长的机会

2. 教员澄清，并讲解《九只狐狸与葡萄》的故事，让戒毒人员从多种角度看待问题。

参考资料

农夫果园中的葡萄熟了，住在附近的狐狸禁不住诱惑纷纷来到葡萄架下打起吃葡萄的念头。

第一只狐狸发现葡萄架比它的个头高出很多，它根本够不到葡萄，但又不愿放弃这难得的机会，于是它就站在葡萄架下冥思苦想，就在它努力想办法的时候发现葡萄架旁有个梯子，农夫曾经用过它。于是，它学着农夫的样子爬上葡萄架，顺利地吃到了葡萄。（这是问题解决方式，直面问题，不逃避，然后解决问题）

第二只狐狸也发现了身高的问题，它想了想，觉得葡萄肯定是酸的，不好吃，倒不如不吃。于是，它心情愉快地离开了。（这是"酸葡萄效应"）

第三只狐狸刚刚读过《钢铁是怎样炼成的》，并深受启发。当它看到高高的葡萄架时便暗暗对自己说：只要我努力不断向上跳，一定能够成功吃到葡萄。结果它越跳越低，最终累死在葡萄架下。（这是"固着"）

第四只狐狸一看葡萄架竟然比自己还高，恼羞成怒，一边使劲儿撕咬葡萄藤蔓，一边叫道："不让我吃我就咬断你，看我到底能不能吃到！"结果它被农夫发现了，最后被农夫打跑了。（这是"付诸行动"）

第五只狐狸发现以自己的身高根本无法吃到葡萄，于是满地打滚痛哭不止，边哭边喊叫："我就要吃葡萄，我就要吃葡萄！"（这是"倒退"）

第六只狐狸看着葡萄架想："既然我吃不到葡萄，别的狐狸肯定也吃不到，那我还有什么可遗憾的呢？"（这是"合理化"）

第七只狐狸看着高高的葡萄架，内心顿时一片灰暗，感慨自己连近在眼前的葡萄都吃不到，真是时运不济，命运多舛，心情更不好了，最后郁郁而终。（这是"抑郁"）

第八只狐狸绞尽脑汁用了无数方法也没能吃到葡萄，在它听到别的狐狸吃到葡萄的消息时，一怒之下撞死在葡萄架上。（这只狐狸因比较而心生不满，即生活中常见的"不患无，而患不均"）

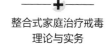

第九只狐狸发现自己够不到葡萄，但他听说柠檬的味道可能跟葡萄差不多，心想："吃不到葡萄，那我就吃柠檬吧，反正味道也差不多。"于是，它满心欢喜地去寻找柠檬了。（这是"替代"）

五、改 变

设计意图：让戒毒人员明白改变的意义，并且相信坚持一定会成功。

1. 观看视频《再生的雄鹰》。

2. 戒毒人员分享感受。

3. 教员总结：其实要改变，我相信会有很多困难。毕竟我们也知道有的人就是因为最初没有足够的自制力才到了今天这个地步。但是成长意味着去做自己曾经不敢做、不愿意做的事，尤其是那些自己原来做不到的事。通过今天的学习，大家应该明白，只要我们端正心态，并且坚持不懈，我们就一定能够取得成功。

六、课后作业

阅读《反本能：如何对抗你的习以为常》一书，进行读书分享或者摘抄你认为精彩的语句。如果没有，也可以根据实际情况，提交相应的阅读笔记。

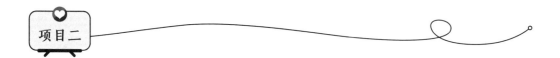

项目二

我的至暗时刻

【应用场景】

戒毒人员突然失去自由，身份与心理的落差较大，难免会产生巨大的不适应感，甚至自暴自弃。

【课程目的】

1. 让戒毒人员认识到每个人都会经历各种无助的时刻。

2. 让戒毒人员明白只要努力就有改变的可能。

3. 给戒毒人员带来希望，使其增强信心。

【课程对象】

所有刚入所的戒毒人员。

【课程时间】

40～60分钟。

【课程要求】

戒毒人员完成笔记及作业。

【课程内容及流程】

一、课前作业检查

设计意图：通过监督，提升戒毒人员学习的主动性，从而提高课程教学质量。

戒毒人员交叉检查课前作业，推荐优秀笔记与作业，教员进行评估或集体投票，可根据实际情况，对于表现优秀的戒毒人员进行表彰和奖励。

了解大家的阅读和笔记情况，对做得好的及时鼓励，可根据实际情况再做调整。

二、小游戏

设计意图：通过小游戏让戒毒人员感受一种无助、无奈的情绪。

1. 听写10个初一水平的英语单词，错一个就做10个下蹲。

可以根据戒毒人员的文化程度控制难度，如只念中文或者选择更难的单词。

2. 核对并统计听写正确的单词量，然后进行"惩罚"。

3. 分享与小结。

教员：刚才我们听写的是初一水平的单词，很多人都没有全对，请问大家的感受如何？

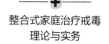 参考资料

cake 蛋糕 tomato西红柿 hamburger汉堡 pencil铅笔 morning早晨 computer 电脑 notebook笔记本 watch手表 basketball篮球 radio收音机 difficult困难 relax放松 classmate同学 vegetable蔬菜 question问题

戒毒人员分享

虽然只是初一的单词，但是我们却发现，如此简单的单词有的人已经忘记了，或者有的人根本就不会。当我们不知道怎么办、没有解决方案的时候可能是最无奈、最无助的。因此，今天要讲的话题与无助有关，叫作"至暗时刻"。

三、概念解读：至暗时刻

设计意图：根据活动体验，提升认知水平。

PPT出示概念：那些失败的、不可控的、无助的、没有希望的甚至是恐惧的瞬间或阶段……

教员：相信很多人都经历过至暗时刻，或许当下对有的人而言就是至暗时刻。

四、自我剖析

设计意图：通过自我剖析和集体分享，我们可以更深入地了解并找到个人或团队在面临挑战时所经历的"至暗时刻"的特点。这个过程不仅帮助我们认识到困难时期的共同特征，还能促进我们之间的理解和支持。

（一）自我剖析

教员：接下来，我们一起来进行一次自我剖析，大家完成以下问题。

你经历过哪些至暗时刻？从1～10进行排列打分。

（二）分享讨论

1. 个别戒毒人员进行分享。

2. 戒毒人员分析至暗时刻的特点。

（三）总结

PPT呈现特点：普遍性和差异性。

教员：从刚才大家的分享和讨论里，我们不难发现，每个人或多或少都会经历一些至暗时刻，当然每个人经历的事件和强度不一定相同。

五、他山之石

设计意图：通过对他人励志故事的分析，总结自身力量的重要性。

教员：下面我们就来看一位比较传奇的人物。

1. 分享一位跌落谷底后逆风翻盘的传奇人物的励志故事。

2. 戒毒人员分享感受。

六、学以致用，自我改变

设计意图：让戒毒人员思考改变和坚持的必要性。

1. 你期待的结果。

2. 当下的思考：做与不做的结果，并进行分享。

3. 教员支招：

A. 点滴开始

B. 撕裂式成长

C. 坚持

七、课后作业

记录接下来一周里遇到困难后戒毒人员所做的改变和突破。

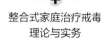

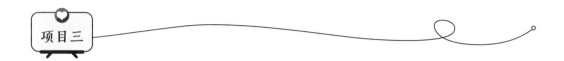

项目三

突破自我，自信面对

【应用场景】

戒毒是一个极其艰难的自我改变过程，戒毒人员既要承受他们身体的很多不良反应，同时要经受心理的严峻考验。增强他们的自信心，这样他们才能更好地应对。

【课程目的】

1. 让戒毒人员明白自信心的重要性。

2. 区分自信与自我效能感，通过对具体事件的分析，提升自我效能感。

3. 学会乐观、自信地应对接下来的挑战。

【课程对象】

所有刚入所的戒毒人员。

【课程时间】

40～60分钟。

【课程要求】

戒毒人员完成笔记及作业。

【课程内容及流程】

一、课前作业检查

设计意图：通过监督，提升戒毒人员学习的主动性，从而提高课程教学质量。

可由戒毒人员交叉检查课前作业，推荐优秀笔记与作业，教员进行评估或集体投票，可根据实际情况，对于表现优秀的戒毒人员进行表彰和奖励；同时，检查上周的记录情况，了解戒毒人员的状态和困难，教员可对共性问题做出解答，也可以根据实际情况进行集体研讨。

二、活动体验：金龙拍拍操

设计意图：通过活动，感受并发现不同人的不同应对状态，引出话题。

1. 戒毒人员根据视频完成拍拍操。

2. 小调查：

A. 难不难？

B. 有中途放弃的吗？

C. 有一直没参与的吗？

D. 有一直坚持的吗？

3. 小挑战：

A. 做一个四连拍

B. 唱一首歌

C. 讲一个能把大家逗笑的笑话

4. 感受分享。

 思考

完成挑战需要什么？

教员小结：勇气、自信、实力。

三、概念解析

设计意图：引出话题，对于"自信心"这一话题进行剖析和解答。

1. 什么是自信？

自信是一种有能力或采用某种有效手段完成某项任务、解决某个问题的信念。

2. 自我评估。

对于这次戒毒成功的信心如何？可以用0～10进行打分，也可以用不足、一般、不清楚、比较足、很足进行评价。

3．区分自信心和自我效能感。

（1）概念。

PPT呈现：自我效能感是个体对自己能否在一定水平上完成某一活动所具有的能力判断、信念和主体自我把握和感受。

（2）两者的区别。

自我效能感是客观、全面的分析，自信是主观的感受。

（3）自我效能感的相关研究结论：

A．激发动机与目标

B．培养坚持性

C．影响焦虑

D．影响自我监控行为

E．影响策略

F．影响最终成绩

4．自我效能感小测试

 测试题

1．如果我尽力去做的话，我总是能够解决问题的。

2．即使别人反对我，我仍有办法取得我想要的。

3．对我来说，坚持理想和达成目标是轻而易举的。

4．我自信能有效地应对任何突如其来的事情。

5．以我的才智，我一定能应对意料之外的情况。

6．如果我付出必要的努力，我一定能解决大多数的难题。

7．我能冷静地面对困难，因为我相信自己处理问题的能力。

8．面对一个难题时，我通常能找到几个解决方法。

9．有麻烦的时候，我通常能想到一些应对的方法。

10．无论什么事发生在我身上，我都能够应对自如。

四、提升自我效能感

设计意图：戒毒人员通过日常训练，可以增强自我效能感。

自信三要素：动机、乐观和能力。

1. 动机。

自身对于这件事的态度是否强烈，高的成就动机让我们更自信。

2. 乐观。

A. 培养良好的解释风格

三个维度：内部与外部、持久与暂时、特定与普遍。

B. 迪香式微笑

教员介绍迪香式微笑，并组织戒毒人员观看相关视频。

3. 能力。

教员强调长时间的训练，点滴积累，坚持不懈。

可补充刻意练习的内容，并进行讲解。

> **参考资料**
>
> 　　刻意练习是由佛罗里达州立大学的心理学家安德斯·艾利克森（K. Anders Ericsson）提出的理论。他发现，区分伟大和一般水平的关键因素既不是天赋，也不是经验，而是刻意练习的程度。该理论包含六大要素：第一，要设定明确目标并避免自动完成任务；第二，需要离开舒适区；第三，意味着要牺牲短期利益；第四，要求专注的投入；第五，涉及大量的重复练习；第六，要持续地获得反馈。

五、课后作业

记录接下来一周里戒毒人员每天成功的事情。

二、戒断中期

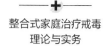

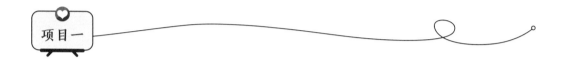

爱与责任

【应用场景】

虽然戒毒人员自身的努力至关重要，但随着时间的推移，他们最初的动力和信心可能会逐渐减弱。因此，有必要唤起他们对家庭的爱与责任感，以此来重新点燃他们的内在动力和希望。

【课程目的】

1. 让戒毒人员认识到自己的戒毒行为对于家庭的意义，以及家庭所能给予的支持。

2. 激发其对家庭的爱与责任，再次唤醒和激发其内在动力与希望。

【课程对象】

已经戒毒一段时间的强戒人员。

【课程时间】

40～60分钟。

【课程要求】

戒毒人员完成笔记及作业。

【课程内容及流程】

一、课前作业检查

设计意图：通过监督，提升戒毒人员学习的主动性，从而提高课程教学质量。

可由戒毒人员交叉检查课前作业，推荐优秀笔记与作业，教员进行评估或集体投票，可根据实际情况，对于表现优秀的戒毒人员进行表彰和奖励；同时，检查每日打卡情况，对做得好的进行当面表扬和感受分享。

二、家有奥秘

设计意图：激发学习兴趣，引出学习话题。

1. 戒毒人员一起朗读诗人谷海鹰的《家》。

2. 请戒毒人员猜一猜这首诗的名字。

3. 戒毒人员分享这首诗带给自己的感受。

4. 引出本次的话题。

三、我说我家

设计意图：通过小调查，让戒毒人员重新感受家庭所带来的爱，从而激发其责任心，增强其改变的意愿。

（一）调查与剖析

1. 写出最亲近的家庭成员（父母、兄弟姐妹、妻儿等）。

2. 用5到10个词语评价每一个家庭成员，以及他们对"我"成长的意义。

3. 写出家中最近3到5年发生的重大事件（好的坏的均可），以及这些事件对"我"的影响。

4. 家人对"我"此次戒毒的看法（不知道的就写不知道）。

（二）分享与聆听

部分戒毒人员分享自己写的调查结果。

（三）总结

今天的分享所带来的感受和发现。

教员进行归纳总结：家庭对于每个人都有很深的影响，而且很多人都会被家里的人爱着、温暖着，我想这就是我们最大的幸福。

四、爱与责任

设计意图：通过歌曲升华情感，再次将戒毒人员心中的爱激发出来。

1. 建议播放《让爱住我家》视频，更能触动戒毒人员。

2. 戒毒人员分享观看视频后的感受。

3. 小结。

五、一封家书

设计意图：让戒毒人员表达爱意，肩负起责任，能更加安心和用心地戒毒。

1. 每名戒毒人员写一封家书。

要求：表达对家人的感谢和承诺。

2. 教员播放轻音乐，便于戒毒人员静心思考。

六、课后作业

完成一封家书，未完成的可以在课后继续完成，并寄出。

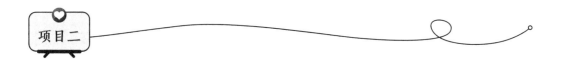

项目二

致亲爱的自己

【应用场景】

在戒断过程中，戒毒人员的身心遭受极大的煎熬。因此，对他们进行赋能，让他们感受到内在价值和力量，这能更好地帮助他们坚持下去。

【课程目的】

1. 减少戒毒人员在戒断过程中积累的负向情绪与负能量。

2. 增强戒毒人员的自我价值感和内在力量，使其能更好地坚持。

【课程对象】

已经戒毒一段时间的强戒人员。

【课程时间】

40～60分钟。

【课程要求】

戒毒人员完成笔记及作业。

【课程内容及流程】

一、课前作业检查

设计意图：通过监督，提升戒毒人员学习的主动性，从而提高课程教学质量。

可由戒毒人员交叉检查课前作业，推荐优秀笔记与作业，教员进行评估或集体投票，可根据实际情况，对于表现优秀的戒毒人员进行表彰和奖励；同时，调查家书是否寄出，并了解戒毒人员的动态。

二、家有奥秘

设计意图：激发学习兴趣，引出学习话题。

1. 歌曲赏析：张国荣演唱的《我》。

2. 戒毒人员思考并分享感受。

 思考

1. 从刚才的歌曲里，你们听到了什么或者有什么样的感受？

2. 哪一句歌词最打动你？

教员可以对部分歌词进行强调或者分析，比如介绍这首歌的歌词，包括歌手演唱时的状态（衣着、面容等），以引导戒毒人员思考一个人充满魅力、充满自信的状态是怎样的。

3. 引出本次的话题。

三、我说我自己

设计意图：通过小调查，让戒毒人员客观地、全面地分析自己，发现自己的价值。

1. 写出15个左右"我是谁"的句子。

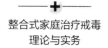
 示例

我是一个开朗的人

我是一个情绪化的人

我是一个精打细算的人

我是一个朋友很多的人

……

建议：教员可以播放一些轻音乐，让戒毒人员更好地进入状态，静心思考。

2. 戒毒人员分享自己写下的句子。

3. 戒毒人员进行深度思考。

 思考

哪一句话最能打动你？哪一句话对你的影响最大？

4. 小结。

分享感受和发现。

教员进行归纳总结：家庭对于每个人都有很深的影响，而且很多人都会被家人爱着、温暖着，我想这是我们最大的幸福。

四、爱与责任

设计意图：让戒毒人员了解真正的自己。

1. 共读绘本《你很特别》。

建议一：可以每个人分别带有感情地朗读几句，也可以由教员一人朗读。

建议二：配上抒情的轻音乐。

2. 分析与思考：

（1）为什么微美克人喜欢给别人贴点点？

（2）微美克人和胖哥让你分别想到了谁？

（3）你认为我们生活中的灰点点代表什么？

（4）你认为用哪些方法可以去掉灰点点？

（5）戒毒人员分享自己对绘本的理解。

3. 小结

教员可以根据戒毒人员的分享进行总结：别人的评价，尤其是负面评价可能会影响我们，但最重要的是，我们要正确地、客观地评价自己，自信地应对生活中的各类负面评价。

五、致亲爱的自己

设计意图：让戒毒人员将今日所学、所感融入信中，进行升华和自我赋能。

1. 集体朗读《致亲爱的自己》。

教员可以根据实际情况做一些删减，也可以进行创作。

参考资料

今日依然是初升的太阳！亲爱的自己，从今天起，让自己平平淡淡地活着，学着爱自己，你是独一无二的，做个最真实最快乐最阳光的自己。

亲爱的自己，不要太在意一些人，太在乎一些事，顺其自然，用最佳心态面对一切，因为世界就是这样，往往在在乎的事物面前，我们会显得没有价值。

亲爱的自己，永远不要为难自己，比如不睡觉、不吃饭、难过、自责，这些都是傻瓜做的事。

亲爱的自己，如果不开心了，就找个角落或者在被子里哭一晚，哭过笑过一切从头再来，你不需要任何人的同情可怜，从零开始，一样可以开心生活。

亲爱的自己，学会控制自己的情绪，谁都不欠你，所以你没有道理跟任何人随便发脾气，耍性子。

亲爱的自己，你不要老是想依赖别人，更不能奢望别人在你需要的时候第一时间站出来，毕竟谁也都不是谁的谁。

亲爱的自己，这个世界，只有回不去的，没有什么是过不去的。

亲爱的自己，好好对待陪在你身边的那些人，因为爱情、友情都是一辈子的事。

亲爱的自己，相信自己的直觉，不要随随便便招惹别人，也不要让别人随随便便走进你的世界招惹你。

亲爱的自己，别人对你好，你要加倍对别人好，别人对你不好，你还是应该对别人好，那样才说明你足够足够好。

亲爱的自己，不管现实有多么惨不忍睹，你都要持之以恒地相信，这只是黎明前短暂的黑暗而已。

亲爱的自己，不要抓住过去的回忆不放，断了线的风筝，只能让它飞，放过它，更是放过自己。

亲爱的自己，全世界就一个独一无二的你，就算没有人懂得欣赏，你一定要好好爱自己，放轻松，做最真实的自己。

亲爱的自己，用心做人，用爱待事，忘记昨日所有的烦恼，今日依然有初升的太阳!

2. 每个戒毒人员写一封给自己的家书。

教员可以配上抒情的背景音乐，让戒毒人员更好地进入状态。

六、课后作业

未完成家书作业的可以在课后继续完成，且每日早上诵读一遍。

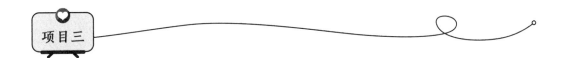

项目三

情绪管理

【应用场景】

严格的管理导致不自由，戒毒过程的艰难引发挫败感……这些都可能会影响戒毒人员的情绪。戒毒人员调节好负面情绪才能更好地、更顺利地戒毒。

【课程目的】

1. 让戒毒人员认识到情绪产生的原因。

2. 激发其对家庭的爱与责任，再次唤醒其内在的动力与希望。

【课程对象】

已经戒毒一段时间的强戒人员。

【课程时间】

40～60分钟。

【课程要求】

戒毒人员完成笔记及作业。

【课程内容及流程】

一、课前作业检查

设计意图：通过监督，增强戒毒人员学习的主动性，从而提高课程教学质量。

可由戒毒人员交叉检查课前作业，推荐优秀笔记与作业，教员进行评估或集体投票，可根据实际情况，对于表现优秀的戒毒人员进行表彰和奖励；同时，调查《致亲爱的自己》每日诵读情况。

二、故事赏析《秀才赶考》

设计意图：通过监督，增强戒毒人员学习的主动性，从而提高课程教学质量。

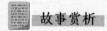 **故事赏析**

秀才赶考

话说在宋徽宗年间，有一个名叫张成的秀才。那一年科举考试时，他独自一人前往京城赶考。

一日，张成途经一家客栈，打算休息一日再继续赶路。进到客栈，他订了一间上房，吃了一些东西后便进屋休息了。

数月的赶路令张成疲惫不堪，进屋后便倒头睡着了，而这一夜张成梦见了许多稀奇古怪的事情，第二天醒来后他回忆昨晚的梦境，不禁皱了皱眉头，自言自语："眼看考试临近，不知昨晚所梦究竟是好是坏呢？"

张成心不在焉地收拾东西，之后便来到楼下打算退房离去。店老板看到张成一副魂不守舍的样子，便笑呵呵地问道："这位客官，看你样子莫不是昨夜没有休息好？"

张成淡淡地回答道："没有，就是有些不舒服。"

店老板看到张成一副爱答不理的样子，心想莫不是这位客官对我们客店的服务不满意？于是他又笑着问道："官人，你莫不是有心事？不妨说来听听，我也给你出出主意。"

张成听了老板的话，沉思了半天后，说道："老板，不瞒你说，我还真的有些心事，你见多识广，要不你帮我解答一下？"

店老板听到张成如此说，连忙笑着答道："官人看得起在下，我一定知无不言，言无不尽。"

张成便将昨晚做梦的事情告诉了老板："第一个梦，我梦见墙上种了白菜；第二个则是下雨天我既打着伞又穿着蓑衣。"

店老板听完后，眉头紧锁，过了半天才说道："官人，你做的这两个梦都不是好梦。第一个梦，你见过白菜长在墙上的吗？所以，这不是告诉你'白种'吗？如今你上京赶考，眼看日期将近，看来老天都在告诉你别枉费心思了，考了也是白考。"

张成一听，心中不由一沉，不过他还是定了定神，问道："那么第二个梦如何解释呢？"

店老板先是喝了口水，接着说道："至于第二个梦，下雨天你又打伞又穿蓑衣，这不是多此一举吗？所以这更加预示你不会考中。哎！我看你还是回去，来年再来吧！"

张成听完老板的解释后，面色惨白，一时不知所措，过了好半天，他才回过神，之后便离开了，店老板看着他离去的背影，心里也不是滋味。

张成走出客栈后，如同行尸走肉一般，感觉这个世界都变得灰暗了。就在这时，他听见路边一个人朝他打招呼，于是他朝着这个声音望去，原来是家乡的友人正笑呵呵地看着他。

张成看着友人朝着他笑，于是就走了过去，友人担心地问道："你为何看起来如此落寞呢？"

张成无奈地把自己做梦和老板解梦之事告诉了友人。

张成讲完自己的遭遇后就打算离去，谁知友人生气地说道："那店老板真是误人子弟，险些就害了一位状元郎。"

张成一听这话，不知所措，于是停下脚步问道："你何出此言呢？"

友人看着张成笑了笑，解释道："你想，第一个梦，那墙上种白菜，是不是高中的意思？第二个梦，你既准备了雨伞，又穿了蓑衣，说明你是双重准备，这不预示你准备充分，绝对会高中吗？这两个梦都是好兆头呀！"

张成听完友人的解释，再详细地想了一下，瞬间觉得友人所言有道理，他一下子又变得活力满满，之后他朝友人道谢："感谢解惑，若我高中状元，定会报答你的恩情。"

说完张成便离去了。后来，张成果真如友人所说高中状元，一时间声名鹊起。

思考

为什么张成最后能够高中？

同样的梦，老板和友人的解读有什么不一样？

教员还可以根据实际情况，设计其他问题。

三、理论解读：情绪ABC理论

设计意图：通过对理论的讲解，让戒毒人员明白思维方式对于情绪的影响。

1. 教员介绍情绪ABC理论。

参考资料

美国心理学家埃利斯创建的情绪ABC理论认为，当一个事件A（Activating Event）发生后并不直接引发个体的情绪和行为后果C（Consequence），其对事件A的认知和评价所产生的信念B（Belief）才决定个体的情绪和行为后果C。也就是说，不同的信念产生不同的情绪。

2. 教员介绍非理性理论。

设计意图：介绍非理性信念，并以此为基础，为解决情绪问题提供理论支持。

教员介绍不合理观念通常包含的三个特征和十一种非理性信念。

建议：介绍理论时，教员可以根据实际情况举例，也可以用戒毒人员可以理解的语言进行解读。

参考资料

绝对化的要求，是指人们常常以自己的意愿为出发点，认为某事必定发生或不发生的想法。常常以"必须""应该""一定要"等作为特征。

过分概括化是一种以偏概全的不合理思维方式的表现，常常把"有时""某些"过分概括化为"总是""所有"等，并用于表达或思考。

这种观念认为，如果一件不好的事情发生，那将是非常可怕和糟糕的。例如，"我没考上大学，一切都完了""我没当上处长，不会有前途了。"

以上列举的情绪ABC理论中的信念示例展示了绝对化的要求和过分概括化的思维方式。这些信念通常会导致消极的情绪和行为后果，因为它们使个体对事件的认知和评价产生了偏差。以下是对这些信念的分析。

1）对受欢迎和认可的绝对要求

这种信念会导致对自我价值的过分依赖，并可能产生焦虑和自我怀疑。

2）对完美主义的绝对要求

这种信念使个体认为只有在所有方面都取得成功才有价值，这可能导致沮丧和自我否定。

3）对公正的绝对要求

这种信念可能导致对社会不公正的过度关注，并产生愤怒和沮丧。

4）对事态发展的绝对要求

这种信念会使个体过分担心未来，导致焦虑和恐惧。

5）对情绪无法控制的绝对要求

这种信念可能导致对情绪失去控制的绝望感，而忽视了个体对情绪的自我管理能力。

6）对危险和恐惧的绝对要求

这种信念会使个体过度担心可能发生的事情，导致焦虑和恐惧。

7）对逃避困难的绝对要求

这种信念会使个体回避面对困难，并可能导致逃避和不良应对行为。

8）对依赖他人的绝对要求

这种信念可能导致对自主性和自信心的缺乏，使个体过度依赖他人。

9）对过去经历的绝对要求

这种信念会使个体过度关注过去的经历，并忽视了个体对未来的塑造能力。

10）对他人问题的绝对要求

这种信念会使个体过度关注他人的问题，忽视了个体的情感边界和自我保护。

11）对问题解决的绝对要求

这种信念可能导致对问题的过度关注和焦虑，而忽视了人生中存在着不确定性和复杂性的事实。

综上所述，这些绝对化的信念往往会导致消极情绪和行为，因此，在心理健康治疗中，对这些信念进行认知重构和思维转化是非常重要的。

四、情绪表

设计意图：通过自我剖析，让戒毒人员更加深刻地理解思维方式对我们的影响，并通过学会思考和运用不同的思考方式调整认知和情绪。

1. 自我剖析。

最近一周最多的或者对自己影响最大的情绪是什么？

这种情绪对你的影响是什么？

你的想法是什么？

你认为这个想法是哪一种非理性的信念？

如果让你做出调整和改变，你会如何调整？

备注：如果戒毒人员的情绪是积极的，那么就进行正面鼓励和强化，如这个想法对之后的生活有什么可以借鉴的地方等。

2. 复习解释风格。

三个维度：内部与外部、持久与暂时、特定与普遍。

	好事			坏事		
乐观	永久性（能力、人格）	自身因素（非外在）	普遍性（一直都好，其他也可以）	暂时性（情绪、努力）	外部环境	特定的（运气）
悲观						

五、场景应用

设计意图：通过不同场景的运用，掌握ABC理论，从而提高课程教学质量。

戒毒人员运用ABC理论积极解读以下场景，让情绪反应更加合理和积极。

1. 家人埋怨你不听劝，误入歧途。

2. 关于这次进入戒毒所。

3. 戒毒过程一直不顺利。

教员也可以根据实际情况自行设计场景。

六、升华与强化

设计意图：通过歌曲升华情感，再次将戒毒人员心中的爱激发出来。

1. 欣赏漫画《一只骆驼的启示》。

2. 小结。

教员总结，进行鼓励和强化。

七、课后作业

请记录每天应用ABC理论处理的具体情况。

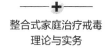

三、突破与攻坚

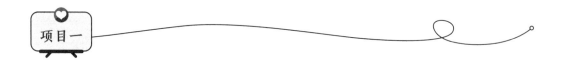

项目一

自控力

【应用场景】

戒毒过程中，毒瘾发作往往不可控。能否戒毒成功，很大程度上取决于自身的自控力。戒毒人员只有充分发挥主观能动性，才能更好地戒断毒瘾。

【课程目的】

1. 让戒毒人员更好地认识"自控力"。

2. 提升戒毒人员的主观能动性和自控力。

3. 为戒毒人员成功戒毒提供保障。

【课程对象】

戒毒后期的人员。

【课程时间】

40～60分钟。

【课程要求】

戒毒人员完成笔记及作业。

【课程内容及流程】

一、课前作业检查

设计意图：通过监督，增强戒毒人员学习的主动性，从而提高课程教学质量。

可由戒毒人员交叉检查课前作业，推荐优秀笔记与作业，教员进行评估或集体投票，可根据实际情况，对于表现优秀的戒毒人员进行表彰和奖励；同时，检查上周的记录情况，了解戒毒人员的状态和困难，教员可对共性问题做出解答，也可以根据实际需要进行集体研讨。

二、引入故事:《掉进米缸的老鼠》

设计意图:通过故事引发戒毒人员思考,并引出话题。

1. 故事分享。

> **故事赏析**
>
> 在一个青黄不接的初夏,一只在农家仓库里觅食的老鼠意外地掉进一个盛得半满的米缸。这意外使老鼠喜出望外,它先是警惕地环顾了四周,确定没有危险后,接下来便是一通猛吃,吃完倒头便睡。
>
> 老鼠就这样在米缸里吃了睡、睡了吃。日子在衣食无忧的休闲中过去了。有时,老鼠也曾为是否要跳出米缸进行过思想斗争与痛苦抉择,但终究未能摆脱白花花大米的诱惑。直到有一天它发现米缸见了底,才觉得以米缸现在的高度,自己就是想跳出去,也无能为力了……

2. 分析思考:

(1)老鼠最终的结局可能是怎样的?

(2)它为什么会面对这样的局面?

三、概念解析

设计意图:引出话题,对于自控力进行剖析和解答。

1. 什么是自控力?

自控力是指对自身的冲动、感情、欲望,以及所有事物产生的诱惑进行自我控制的能力。

2. 自我评估。

你认为自己的自控力如何?用0~10进行打分,也可以用不足、一般、不清楚、比较足、很足进行评价。

你认为自控力对自己有哪些影响?(可以是积极,也可以是消极的)

四、深入探究

1. 自控力和意志力的概念。

意志力是指控制自己的注意力、情绪和欲望的能力。自控力是指对自身的冲动、感情、欲望，以及所有事物产生的诱惑进行自我控制的能力。

2. 自控力和意志力的区别与联系：

A. 自控的过程需要消耗意志力

B. 意志力是本能行为，自控力是主动思考后的行为

C. 都可以通过训练得到培养或者提升

3. 自控力的特点。

本能性：每个人都有，但有差别

有限性：压力太大、诱惑太多，也会崩溃

可塑性：像肌肉一样可以锻炼

传染性：受环境和人的影响

4. 自控力的影响因素。

（1）自控力的系统。

"我要做""我不要""我想要"三个力量的区别与解读。

自控力极限：像肌肉一样有极限。当体内能量消耗，大脑会削减能量预算，不再支出所有的能量。

虚假疲惫：大脑为了保护身体，使我们产生疲惫感。

（2）自控力与健康的关系。

> **参考资料**
>
> 　　一位名叫菲尼亚斯·盖奇的25岁的年轻人，他在美国佛蒙特州铁路工地工作时发生意外，被铁棍穿透头颅（从颧骨下面进入，从眉骨上方出去）。菲尼亚斯·盖奇在严重的脑损伤后奇迹般地存活了13年。而令人惊讶的是，盖奇在经历了脑损伤以后，脾气、秉性、为人处世的风格等都发生了巨大的变化，与从前判若两人。

（3）自控力与压力的关系。

心率变异度：心跳快慢的变化情况。

压力时，交感神经控制身体，心率升高，心率变异度降低。自控时，副交感神经发挥作用，心率降低，心率变异度高。压力会影响自控力的生理基础，甚至摧毁意志力。

（4）零食、糖分与自控力的关系。

> **参考资料**
>
> 　　美国南达科他大学的行为经济学家X. T. 王（X. T. Wang）和心理学家罗伯特·德沃夏克（Robert Dvorak）开展了一次有趣的实验。他们邀请了65个19～51岁年龄不等的成年人参与实验。被试被要求在第二天获得120美元还是一个月后拿450美元之间做出选择。他们把参与者分为两组，为一组提供无糖的甜味苏打水，为另外一组提供有糖的甜味苏打水。
>
> 　　实验结果表明，饮用含糖苏打水的被试更可能选择一个月后拿450美元这个等待时间更长、奖励更多的选项；而喝过无糖苏打水、血糖变低的被试更可能选择第二天获取120美元这个时间短而奖励更少的选项。
>
> 　　研究者经过深入研究发现，甜味刺激着身体从血液中吸收葡萄糖，因为身体会认为在那里会得到更多的血糖补充，而无糖的苏打水无法给被试提供更多的糖分，所以该组被试产生了饥饿感，从而产生了能量在减少的趋势认知。

五、方法介绍

设计意图：介绍方法，便于戒毒人员学习后可以进行自我训练。

1. 方法一：锻炼身心。

（1）每日锻炼。

每天坚持锻炼不仅能保持身体健康，而且能显著提高自控力。教员组织戒毒人员进行一次大约5分钟的室内操，体验体育锻炼的乐趣。

（2）保障睡眠。

良好的睡眠可以帮助大脑恢复到最佳状态，使注意力集中、意志力得到恢复。

如何克服晚睡强迫症？晚睡强迫症是一种常见的睡眠障碍，表现为晚上难以入睡或保持睡眠，导致白天感到疲倦和困倦。以下是一些克服晚睡强迫症的方法：第一，建立规律的睡眠时间表。每天尽量在同一时间上床睡觉和起床。这可以帮助身体建立一个稳定的生物钟，从而更容易入睡和保持睡眠。第二，避免刺激性物质。避免在睡前饮用含有咖啡因、酒精等刺激性物质的饮品，这些物质会影响睡眠质量。第三，放松身心。在睡前进行一些放松的活动，如冥想、深呼吸、瑜伽等，可以缓解压力和焦虑，促进睡眠。第四，避免午睡时间过长。午睡时间尽量控制在30分钟以内，以免影响晚上的睡眠。第五，寻求专业帮助。如果晚睡强迫症严重影响了生活质量，可以考虑寻求专业的心理咨询或治疗帮助。

（3）冥想。

组织戒毒人员进行一次5分钟左右的冥想。

戒毒人员分享体验后的感受。

教员一定要关注戒毒人员在体验中控制身体和思想的表现。

2. 方法二：目标管理。

（1）回忆你的决定。

至少选一天，把所做的决定都记下来。

一天结束后，分析决定，哪些有利于实现你的目标，哪些会影响你的决定。

坚持记录你的决定。

（2）观察"意志力"。

试着观察什么时候意志力最强。

发现意志力恢复的时刻。

明智地规划日程。

3. 方法三：延迟满足。

（1）棉花糖实验。

观看视频，并对研究结论进行强调：有自控力的孩子更有可能成功。

（2）10分钟法则。

参考资料

有这样一个实验：研究人员把两份零食放在桌上，对参与实验的哈佛和马普研究院的学生们说，这里有两份零食，你们是现在就想要，还是等待2分钟拿到6份零食？超过80%的学生表示现在就想得到两份零食，而在实验前，他们其实都明确地表示了想要6份零食。

经济学家将这种情况称为"延迟折扣"。也就是说，等待奖励的时间越长，奖励对你来说价值越低。这是因为"即时奖励"会激活我们大脑中更古老、更原始的奖励系统，刺激相应的多巴胺产生欲望。而"未来奖励"则不太能激活这个奖励系统。一旦奖励系统被激活，我们就会失去"理智"，被奖励的承诺蒙蔽了双眼。经济学家把这种现象称为"有限理性"。意思就是，在变得不理性之前，我们一直是理性的。你明明想要认真学习，不想玩手机的，但是一看到手机，就会忍不住要拿起它；你明明想要完美的身材，但是在看到奶茶之后就会想拿起来喝。所以说，如果我们能够将即时奖励转变成未来奖励，那么我们就可以有效地控制欲望。

教大家一个方法，叫作"10分钟法则"。面对诱惑时，如果你想保持冷静和理智，记得先等10分钟。在这10分钟里，可以尝试做一些其他的事情来分散注意力，或者简单地等待时间过去，看看是否仍然坚持原来的想法。如果没有了选择"即时满足感"的强烈生理冲动，奖励承诺系统就不会活跃。如果10分钟后你依然想要，那么你可以拥有它。但是，研究表明，往往10分钟过后你其实就没有那么冲动的想要得到这个诱惑，你会慢慢地更加自控，逐渐克服诱惑和拖延。当你做事情坚持不下去的时候，也可以运用10分钟法则。你可以告诉自己："坚持10分钟，然后就可以放弃。"当10分钟结束后，你就可以允许自己停下来，不过你会发现只要一开始，你就会想继续做下去。

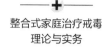

六、课后作业

记录每天完成的自控力训练情况。

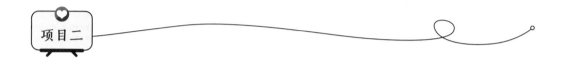

项目二

坚持的力量

【应用场景】

在戒毒的过程中，总是有些戒毒人员半途而废。人是具有主观能动性的社会产物，在戒毒的过程中，心理作用非常重要，只有不断坚持才能取得胜利。

【课程目的】

1. 对自控力的课程进行强化巩固。

2. 增强戒毒人员的主观能动性，让其更愿意坚持。

3. 为戒毒人员成功戒毒提供保障。

【课程对象】

戒毒后期的人员。

【课程时间】

40～60分钟。

【课程要求】

戒毒人员完成笔记及作业。

【课程内容及流程】

一、课前作业检查

设计意图：通过监督，增强戒毒人员学习的主动性，从而提高课程教学质量。

可由戒毒人员交叉检查课前作业，推荐优秀笔记与作业，教员进行评估或集体投票，可根据实际情况，对于表现优秀的戒毒人员进行表彰和奖励；同时，检查上周的记录情况，了解戒毒人员的状态和困难，教员可对共性问题做出解答，也可以根据实际需要进行集体研讨。

二、活动体验：平举双手

设计意图：通过活动，感受不同人应对困难和挑战的不同状态，从而引出话题。

1. 介绍规则。

邀请5~8名戒毒人员参加挑战；要求其双手平举于身体两侧并坚持5分钟；在活动过程中可以随时放弃。

2. 活动体验。

教员计时，最终时间要超过5分钟，以激发戒毒人员的毅力和潜力。

3分钟后，"怂恿"参与者放弃，然后开始在他们的手上放书或挂上一些有重量的包。

5分钟时，谎报时间还有1分钟，并再次"怂恿"参与者放弃。7分钟左右结束游戏，要求参与者进行放松。

3. 感受分享与总结。

为什么会放弃？

要成功完成挑战，什么是最重要的？

为什么坚持那么久？

让其他没有参与的人感受难度，并分享感受。

教员也可以根据实际情况提问。

三、话题揭示

设计意图：通过活动，感受不同人应对困难和挑战的不同状态，引出话题。

1. 教员出示标题《坚持的力量》，并通过故事进行阐释。

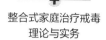

参考资料

　　草地上有一个蛹。一个小孩发现了它，并把它带回了家。过了几天，蛹上出现了一道裂缝。里面的蝴蝶挣扎了很长时间，似乎身子被卡住了，一直出不来。孩子看到蝴蝶在蛹中痛苦地挣扎，感到非常不忍，于是他拿起剪刀把蛹捅破，让蝴蝶脱蛹而出。然而，由于这只蝴蝶没有经历破蛹前必须的痛苦挣扎，它的身躯臃肿，翅膀干瘪，根本飞不起来，不久就死了。

2. 呈现一些多媒体资料，进行强化。

（1）挖矿的图片。

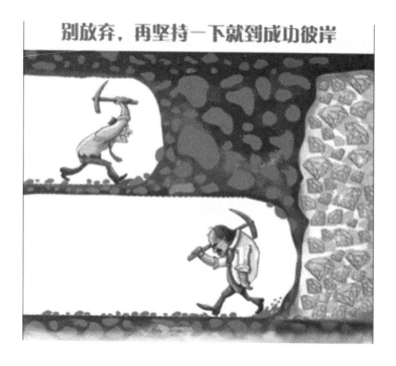

（2）小鸭子爬楼梯的视频。

（3）小结。

不管是图片还是视频，都告诉我们"坚持很重要"。

四、自我剖析

设计意图：通过自我反思，戒毒人员深入分析自己保持戒断的持续性和稳定性。

1. 戒毒人员进行自我分析和感受分享。

> **❓ 问题参考**
>
> （1）你认为自己坚持最久的一件事是什么？
> （2）是什么原因让你可以坚持这么久？
> （3）想戒掉毒瘾，你认为哪些因素可能会阻碍你？
> （4）你觉得怎样才能更好地坚持？

2. 小结

教员总结：刚才大家都对自己的坚持性做了一次比较深刻的分析，当然，要成功戒毒，我们都需要在与各类困难的抗争中努力坚持。每个人也思考了要更好坚持的途径和方法，接下来，我们通过一个视频一起来分析到底坚持和哪些要素有关。

五、深入分析

设计意图：通过视频，更加深入地分析增强坚持性的要素。

1. 播放视频。

戒毒人员观看视频：演讲《坚持的力量》。

2. 讨论分析。

戒毒人员分析、讨论：通过视频可以发现，蔡子龙之所以坚持并成功的要素有哪些？

3. 方法总结。

（1）明确的目标。

（2）强大的动机。

（3）满怀希望与爱。

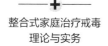
（4）忍受痛苦和寂寞，不断重复与练习。

（5）外在的监督与鼓励。

（6）与本能抗争，抵住诱惑的自控力。

教员可以根据实际情况对每一条进行解读。

六、升华

设计意图：通过视频，让戒毒人员充满希望与力量。

观看动画短片《无翼鸟》或电影《肖申克的救赎》片段或聆听歌曲《追梦赤子心》。教员在播放完视频后再次强调希望的重要性，并对戒毒人员进行鼓励，让他们满怀希望，坚持不懈。

七、课后作业

记录一周里体现坚持的时刻与事件。

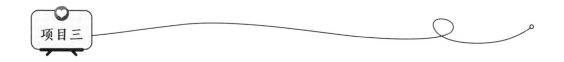

项目三

未知的自己

【应用场景】

上一节课，我们讨论了希望对于坚持的重要性。然而，并不是每个人的希望和渴望都能被激发出来。而且，一旦这种希望被点燃，有的戒毒人员在考虑戒毒成功后回归社会时，可能会担心这次经历会对他们的未来产生不良影响。

【课程目的】

1. 坚持的课程要进行强化巩固，并增添更多的动力与期待。

2. 让戒毒人员知道即使犯错也是有机会改正的，同时为回归做一定的铺垫。

【课程对象】

戒毒后期的人员。

【课程时间】

40～60分钟。

【课程要求】

戒毒人员完成笔记及作业。

【课程内容及流程】

一、课前作业检查

设计意图：通过监督，增强戒毒人员学习的主动性，从而提高课程教学质量。

可由戒毒人员交叉检查课前作业，推荐优秀笔记与作业，教员进行评估或集体投票，可根据实际情况，对于表现优秀的戒毒人员进行表彰和奖励；同时，检查上周的记录情况，了解戒毒人员的状态和困难，教员可对共性问题做出解答，也可以根据实际需要进行集体研讨。

二、视频欣赏：毒鸡汤

设计意图：通过视频，让戒毒人员感受到身边的不友好。

1. 欣赏视频："逗吧三人组之毒鸡汤"。

2. 经验与感受分享。

> **？ 问题参考**
>
> （1）看了视频，你想到了什么？
>
> （2）视频里的"毒鸡汤"让你想到了哪些身边的不友好和敌意？

3. 小结。

教员小结：的确，生活中会有很多不美好的瞬间和不和谐的声音，它们都会影响我们的生活。可是我们的生活怎是别人就能决定的？即使现在身处戒毒所，我们依然可以拥有一个光明的未来。

三、话题揭示

设计意图：通过材料，让戒毒人员明白一切皆有可能。

1. 教员出示标题《未知的自己》，并通过摩西奶奶的故事进行阐释。

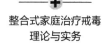 **参考资料**

摩西奶奶，原名安娜·玛丽·罗伯逊·摩西。1860年，摩西奶奶生于纽约格林威治村的一个农场，她是一个贫穷农夫的女儿，是十个孩子中的一个。

为了生计，她曾在其他农场打工赚钱。直到27岁时（即1887年），她嫁给了一位同为农场工人的男士。婚后，他们回到了纽约州，并选择在距离她出生地不远的地方定居下来，一住就是近二十年的时间，期间摩西太太以刺绣描绘乡村风光作为爱好。与她的母亲相同，摩西太太同样养育了十个孩子。随着家庭责任的增加，她的日常生活被诸如擦地板、挤牛奶以及制作蔬菜罐头等家务事填满。然而，在她58岁那年，摩西奶奶创作出了自己生命中真正意义上第一幅画作。

摩西奶奶76岁时，她的女儿把更多的画作带到镇上的杂货铺里，将作品在当地展览。一天，陈列在杂货店橱窗中的一幅作品引起了某位艺术收藏家的兴趣。他购买了这幅画，并帮助摩西奶奶，将其作品带到纽约的画廊。从此，摩西奶奶的画作在艺术界一鸣惊人。她也在94岁时登上了《时代》杂志的封面。

2001年，华盛顿博物馆举办了"摩西奶奶在21世纪"的展览。其中，一张私人明信片格外引人注目。上面写着："做你喜欢的事，上帝会高兴地帮你打开成功之门，哪怕你现在已经80岁了。"这是摩西奶奶在100岁时，给一位名叫渡边淳一的年轻人写的。当时，这位年轻人问她是否应该为了自己热爱的写作而辞去外科医生的工作。

渡边淳一后来成为名扬世界的大作家，出版了包括《失乐园》《光与影》在内的50多部长篇小说。

2. 感受分享。

（1）你会用哪些词语评价摩西奶奶？

（2）摩西奶奶的经历对你的生活有什么启示？

3. 小结。

教员小结：在一切尚未定论之前，包括生命尚未终结前，我们都不可妄加定论。

备选资料：王德顺老人的视频，问题也要进行相应调整。

四、理论支撑

设计意图：通过相应的理论支撑前面的观点，引发戒毒人员更加理性、深入地思考。

1. 周哈里窗。

（1）教员介绍周哈里窗理论。

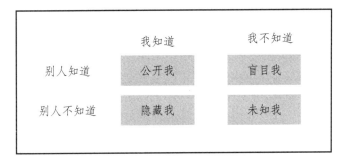

（2）戒毒人员思考自我成长需要调整和改变的部分。

（3）教员强调未知我是最不可限量且最有可能改变自己人生轨迹的部分。

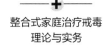

参考资料

　　心理学家鲁夫特与英格汉提出"周哈里窗（Johari Window）"模式，"窗"是指一个人的心就像一扇窗，周哈里窗展示了关于自我认知、行为举止和他人对自己的认知之间在有意识或无意识的前提下形成的差异，由此分割为四个范畴：一是面对公众的自我塑造范畴，二是被公众获知但自我无意识范畴，三是自我有意识在公众面前保留的范畴，四是公众及自我两者无意识范畴，也称为"潜意识"。普通的窗户分成四个部分，人的心理也是如此。因此，把人的内在分成四个部分：公开我、盲目我、隐藏我、未知我。

　　2. 邓宁—克鲁格效应。

　　（1）教员介绍邓宁—克鲁格效应。

参考资料

　　邓宁—克鲁格效应指能力欠缺的人在欠缺考虑的决定基础上得出错误结论，并且无法正确意识到自身的不足，识别错误行为，这是一种认知偏差现象。这些人沉浸在自己构建的虚假优势感中，常常高估自己的能力水平，却无法客观评价他人的能力。

　　（2）教员强调：很多人都会经历"愚昧山峰"，这就像是我们过去所犯的错误一样；而从困境中重生的过程，正是我们探索并实现自我价值的过程。

　　五、升华感悟

　　设计意图：通过视频，更加深刻地感受和理解人生的无限可能。

　　1. 播放某脑瘫少年学戏曲的视频。

　　戒毒人员观看视频并思考。

备选视频：测量小溪的深度。

2. 未来的自己。

（1）教员教授腹式呼吸的技巧。

（2）教员播放轻音乐，引导戒毒人员放松并畅想自己五年后的样子。

💜 **引导词**

　　请大家轻轻地闭上眼睛，把注意力放在呼吸上。慢慢地吸气，再慢慢地吐气。吸气……（停顿）、吐气……（停顿）。再深吸一口气，慢慢吐气。以上流程可以根据实际情况多次重复。

　　接下来，想象一下当你经历了一些事情、完成了一些任务后，达成了心愿，你希望未来的美好生活是怎样的？比如一年后，你的生活有了哪些可喜的变化？自己的状态是意气风发、精神百倍还是平静安宁？身边的家人关系如何？是亲密无间、和谐相处，还是其乐融融、相互照顾，或者是温馨甜蜜、相依相伴？你的工作又有了哪些变化？是更加得心应手，还是取得了一定的成功或晋升，又或者是不断开拓创新？总之，尽量具体地想象自己未来的生活。

　　想象一下，早上睁开眼睛时，是否有阳光？有鸟鸣？这是一幅怎样的画面？心情很愉悦。和家人彼此问好后洗漱，看着镜子里的自己，感觉自由自在。与家人共进早餐后，换上最喜欢的衣服——什么颜色？什么款式？用什么交通方式去上班？在那里会遇到怎样的一群人？你们有说有笑，一起完成任务。晚上回家，和家人一起吃晚餐，讨论今天发生的事情。晚上睡觉时带着满足感和幸福感进入梦乡……（给戒毒人员多一点时间慢慢感受）

　　当你看到自己的生活变成了理想中的样子时，心情如何？开心？快乐？心满意足？幸福满满？……请记住这幅画面和景象。然后深深地吸一口气，慢慢吐出来。最后，请大家慢慢睁开双眼。

（3）戒毒人员写下自己的心情。

如果戒毒人员愿意，也可以邀请他们进行分享，不愿意分享的话，就此结束。

3. 小结。

教员小结：希望每位戒毒人员都将美好的画面放在心里，祝福你们都能实现心中的那份美好。

六、课后作业

写一段今日上课的感悟。

四、回归社会

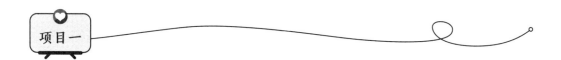

项目一

适应与调整

【应用场景】

在即将回归社会的阶段，有的人感到兴奋，而另一些人则显得迷茫。如果不进行客观理性的思考，也不做好充分的思想准备，那么很容易受到现实挑战的打击。

【课程目的】

1. 以客观理性的方式进行分析，为迎接即将到来的挑战做好相应的准备。

2. 让戒毒人员能够满怀希望的同时，又不盲目乐观。

【课程对象】

戒毒后期的人员。

【课程时间】

40～60分钟。

【课程要求】

戒毒人员完成笔记及作业。

【课程内容及流程】

一、课前作业检查

设计意图：通过监督，增强戒毒人员学习的主动性，从而提高课程教学质量。

可由戒毒人员交叉检查课前作业，推荐优秀笔记与作业，教员进行评估或集体投票，可根据实际情况，对于表现优秀的戒毒人员进行表彰和奖励；同时，检查上周的记录情况，了解戒毒人员的状态和课程收获。

二、游戏体验：开盲盒

设计意图：通过开盲盒，让戒毒人员感受到生活的不可控性。

1. 戒毒人员拆盲盒、做选择。

方案一：请几位戒毒人员拆盲盒，盲盒里放入不同的东西，如小玩偶、坏掉的东西、恐怖的动物或植物、空盒子、写有骂人语言的纸条等。

方案二：准备一些信封，里面放入写有不同字的纸条，如"一个包子""环游世界的机票""挨骂一次""中了大奖""平淡的生活""家庭和睦""失去朋友""遭遇一次重大变故""一本书""一台电脑""一个乒乓球""一张白纸""开心的一天""摔一跤"等。

方案三：九宫格（PPT）。戒毒人员可以选择在以后呈现以下三类内容：一般意义上美好的事物、平淡无奇的事物以及不好的事物。

2. 分享感受。

获得相应东西后的情绪。

3. 小结。

教员小结：总是有很多事情不由我们决定，我们只有做好一切准备，才能让事情尽量朝我们所期待的方向发展。

三、开火车：回归心情小调查

设计意图：通过"开火车"的形式，了解戒毒人员对于回归的期待。

教员组织戒毒人员依次分享即将回归家庭和社会时的心情，以及对将来生活的希望。这种方式不仅能够激发戒毒人员的积极性，还能促进他们之间的相互鼓励与支持，引导大家积极地思考未来。

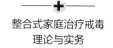

四、困难提前知

设计意图：通过自我评估，聚焦现实。

1. 戒毒人员完成评估表。

（1）评估达成所愿的可能性。

（2）评估达成所愿的过程中可能会遇到的困难。

可以从家庭、经济、人际关系以及其他方面进行思考并完成表格。

（3）当想到这些困难，你的感受是怎样的？

参考表格：

达成所愿的可能性_____%　　　我的感受：_____

家庭方面	困难1：
	困难2：
经济方面	困难1：
	困难2：
人际关系方面	困难1：
	困难2：
其他	

2. 戒毒人员分享、讨论。

可以分小组进行讨论、交流。

备注：教员还可以增加问题和类型，将问题细化，帮助戒毒人员分析。

五、问题解决

设计意图：通过理性分析，缓解戒毒人员的焦虑和担忧。

1. 通过更加理性的分析来看待即将遇到的困难和挑战。

（1）按处理的难度为困难评分（0~10分）。

（2）哪些是进所之前就存在的？哪些是新增加的？

（3）哪些是当下可以解决的？哪些是需要很长时间才能解决的？

（4）哪些是可控的？哪些是不可控的？

（5）完成以上评估以后的心情怎样？

参考表格：

达成所愿的可能性_____%　　　我的感受：_____

类别	具体困难	评分	新增否	当下可否解决	可控否
家庭方面	困难1：				
	困难2：				
经济方面	困难1：				
	困难2：				
人际关系方面	困难1：				
	困难2：				
其他					

完成以上评估以后的心情：_____

2. 深入思考。

完成表格以后的想法以及想到的应对策略。

如果没有想出应对方案，也没关系，这正好可以为下一个环节做准备。如果已经有了想法，就可以开始引导并分类。

六、专家支招

设计意图：通过专家支招，为戒毒人员提供方法引领。

1. 方法一：积极解读。

（1）教员联系之前介绍的情绪ABC理论的知识，强调认知在我们生活中起到的重

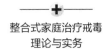

要作用。

（2）戒毒人员进行积极解读并分享其结果。

（3）其他参与者及教员提供补充意见或建议。

2. 方法二：积极行动。

（1）教员通过解读来说明，只有当思想和行为相结合时，才能真正解决问题。

（2）戒毒人员思考行动方案。

（3）其他参与者及教员提供补充意见或建议。在指导过程中，教员还可以引导戒毒人员学会寻求资源，从物质、精神、人际关系等方面着手。

教员在指导时，可以引导戒毒人员学会寻求资源，从物质、精神、人际关系等方面着手。

3. 小结。

教员小结：知行合一方能成就事业。面对生活中的诸多不确定性（如同打开未知的盒子），我们的目标应是尽可能减少这种不确定性。

七、课后作业

完成一则短文：《我期待的生活》。

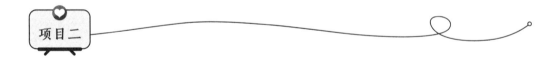

寻找心理复原力

【应用场景】

回归家庭和社会后，戒毒人员总会遇到一些不适应的情况和许多困难。无论是因为过去的错误选择，还是生活上的重新适应与调整，他们都需要足够的力量和勇气去面对。心理复原力是这一切的根基。

【课程目的】

1. 通过理解复原力的重要性，使戒毒人员认识到克服一切困难的关键就在于拥有强大的复原力。

2. 让戒毒人员能够满怀希望的同时，又不盲目乐观。

【课程对象】

戒毒后期的人员。

【课程时间】

40~60分钟。

【课程要求】

戒毒人员完成笔记及作业。

【课程内容及流程】

一、课前作业检查

设计意图：通过监督，增强戒毒人员学习的主动性，从而提高课程教学质量。

可由戒毒人员交叉检查课前作业，推荐优秀笔记与作业，教员进行评估或集体投票，可根据实际情况，对于表现优秀的戒毒人员进行表彰和奖励；同时，检查上周的记录情况，了解戒毒人员的状态和课程收获。

二、游戏体验：水底燃烧的蜡烛

设计意图：通过观看相关视频，激发戒毒人员的学习兴趣，并为后续的活动做好铺垫。

1. 观看视频：《水底燃烧的蜡烛》。

视频结尾的结论不呈现，给戒毒人员留下思考的空间。

2. 问题思考：为什么蜡烛还可以在水底燃烧？

3. 小结。

教员小结：燃烧需要一定的条件——氧气。

三、短文欣赏

设计意图：通过短文，发现任何事物都需要一定的条件才能发展，揭示主题——心态很重要。

1. 戒毒人员欣赏短文（全体戒毒人员可以一起朗读）

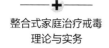

短文内容

骑自行车，再努力也追不上汽车，说明平台很重要！

一个人，再有能力，也干不过一群人，说明团队很重要！

想有保障，买再大的水桶都不如挖一口井，说明渠道很重要！

想要五福临门，唯有注重德修，厚德载物，说明为人很重要！

想取得成就，唯有真正改变，从事上改，从理上改，从心上改，说明心态很重要。

2. 分享与小结。

让戒毒人员再读一遍最后一句，强调"心态"的重要性，聚焦"心理复原力"。

四、概念揭示

设计意图：通过解读和感受概念，让戒毒人员明白心理复原力的重要性。

1. 概念解读：心理复原力。

韧："韦"本指"复合皮张"，特指熟牛皮；"刃"指刀刃，引申指"割""划"。"韦"与"刃"联合起来表示"耐割耐划的皮张"。本义：耐割耐划的皮张。转义：皮革柔软而结实，受外力作用时虽变形却不易折断。

心理韧性指能从挫折中恢复原状，从失败中学习经验，从挑战中获得动力以及相信自己可以克服生活中任何压力和困难，还能够与周围人建立和维持善意、真挚且平等互惠的关系的能力。

2. 小调查：你会如何做？

问题情景

小明花了几个通宵做完的项目计划书被炒股赔钱的领导批评得一文不值。小明可能出现以下三种反应：

一点感觉都没有。因为他非常清楚，这个领导跟谁说话都是鼻子不是鼻子脸不是脸的，没必要跟他一般见识，尤其是在被骂的时候。

　　一肚子无名之火无处发泄。下班后，小明约了几个关系不错的同事去吃了一顿火锅，大家一致认为"经理就是一个傻瓜"！而且每个人都表示自己曾经被领导莫名其妙地骂过。听了同事的话，小明觉得心情好多了。

　　闷闷不乐，一直到下班几乎什么事也没做。同事发现了异样，叫上小明出去吃饭，缓解压力。结果小明喝着闷酒，想着"完了，下次裁员肯定就是我了""这么点事儿我都做不好""怎么办啊"……晚上回到家，小明做了一个噩梦，第二天尽量躲着领导走，一听到有人叫自己的名字就吓得直哆嗦。

你们觉得小明可能会是哪种情况?

小结：正所谓"生活虐我千百遍，我待生活如初恋"。有的人会笑着应对困难和挫折。

五、活动体验：名人猜一猜

设计意图：通过猜名人，深刻体会心理复原力的重要性。

1. 名人猜一猜。

教员逐一介绍名人的经历，戒毒人员猜测这些名人的身份。

参考资料

　　孔子：早年丧父，家境贫困；15岁开始发愤读书；满腔报国志，却始终得不到重用；经典名言："三人行，必有吾师焉。"

　　李时珍：考举人三次落榜，立志从医；走遍长江、黄河流域，尝遍百草；写成了药物学巨著《本草纲目》。

　　斯蒂芬·霍金：既不能说话，也几乎不能动弹；表达思想唯一的方法就是用几根手指操纵一个特制的鼠标器；代表作《时间简史》。

　　罗琳：被丈夫无情抛弃；通过救助维持生活；坚持5年完成第一本《哈利·波特》。

2．分享感受。

思考这些名人的共同点是什么？

3．小结。

教员小结：他们历经诸多艰难曲折，但从未轻言放弃，最终取得了成功。他们之所以成名，是因为在面对困难和挑战时能够坚持不懈，而其他人则可能因此受挫。

六、专家支招

设计意图：专家支招，为戒毒人员提供方法引领。

1．为变化做准备：安于不安。

每天或者每周给自己设定小的、可以实现的目标，这就如同每天给自己打分一样简单，分值从1到10，然后花上几分钟写日记。这能让你充满动力、专心致志地修行。

（1）教员联系之前介绍的情绪ABC理论的知识，强调认知在我们生活中起到的重要作用。

（2）戒毒人员完成积极解读并分享。

（3）其他人和教员进行补充或者出谋划策。

2．灵活思维。

暂停—思考—选择：遇到问题时，静下心来，认真思考，选择一个最佳方案去执行。

参考资料

几种思考的模式：

悲观的帽子：最糟糕的想法、消极的情绪。

侦探的帽子：描述事实，不用"总是""绝不"等词。

牛仔帽（历史）：你经历过类似的事情没？

积极的帽子：思考解决方案、积极意义。

播种的帽子：尽可能多地列出方法。

可复习巩固培养乐观的思维方式的内容。

3. 适时放弃。

（1）列一张清单，将那些耗费你心理韧性的项目、情境和人列出来，尝试摆脱他们。

（2）给自己制定一个放弃的目标。

设定一个期限，在既定时间里没有成功，就允许自己放弃。

可以结合前面提到的可控和不可控的困难，但一定是那些最难的、不可实现的，我们可以选择性放弃！

4. 小结。

教员小结：心理韧性并不能保证你在各个领域都取得成功，也不能确保你拥有丰富的财富，更不保证你的人际关系会有效发展或在努力拼搏两年后得到升职的机会。然而，心理韧性能带来一些更为重要的东西：它能让你保持平和的心态。

七、课后作业

记录自己每天所做的训练内容。

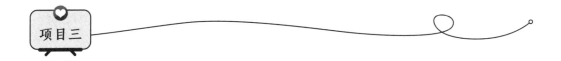

项目三

重塑生命故事

【应用场景】

回归家庭和社会以后，需要重新调整状态，勇敢地面对过去的错误，满怀希望地迎接未来。一个人内心有无限希望，就可以重新书写自己的生命故事。因此，在具有心理复原力后，还需要注入能量，让戒毒人员以新的、积极的状态迎接美好生活。

【课程目的】

1. 深化复原力的内容，注入希望和美好。

2. 让戒毒人员乐观应对，满怀希望和美好。

【课程对象】

戒毒后期的人员。

【课程时间】

40～60分钟。

【课程要求】

戒毒人员完成笔记及作业。

【课程内容及流程】

一、课前作业检查

设计意图：通过监督，增强戒毒人员学习的主动性，从而提高课程教学质量。

可由戒毒人员交叉检查课前作业，推荐优秀笔记与作业，教员进行评估或集体投票，可根据实际情况，对于表现优秀的戒毒人员进行表彰和奖励；同时，检查上周的记录情况，了解戒毒人员的状态和课程收获。

二、热身游戏：人鱼变身

设计意图：通过游戏，激发兴趣，为后面做铺垫。

1. 介绍规则。

（1）四种生命进化状态：细胞—鱼—飞鸟—人。细胞：双手交叉握拳缩在胸前；鱼：双手手掌合并后左右摇摆；飞鸟：双手张开作翅膀飞翔状；人：双手叉腰且随意摇摆。

（2）初始状态都是细胞，通过两两划拳决出胜负，且只能同类型才能进行比拼。

（3）赢的一方只能向上升一级，一旦失败，不管处在哪种状态就直接回到初始状态。

（4）5分钟时间体验游戏，没有结束就一直比拼。

2. 游戏体验。

戒毒人员体验。

3. 感受分享。

这个游戏给你的感受是什么？你从中得到什么启发？

4．小结。

教员强调以下几点：

（1）虽然赢很困难，且有运气成分，但是每个人都在不断努力，希望自己保持向上的姿态，更希望自己最终成为自由的人。

（2）我们最开始的状态都是统一的，且都是被规定的，可是现实中我们却可以自己选择自己的生命状态。

三、话题揭示

设计意图：揭示话题，并通过活动加深对概念的理解和感受。

1．出示主题。

2．活动一：自我介绍。

（1）介绍和描述自己（姓名、职业、出生地）。

（2）你平时喜欢做什么（兴趣爱好）？

（3）你觉得自己是一个怎么样的人（用三个词形容自己）？

3．活动二：描述房间。

（1）描述当下这个教室。

（2）思考：这一描述有问题吗？

（3）思考从不同的人的角度又会怎么描述，比如设计师、消防员、保洁员、购房者……

4．小结。

教员小结：原来我们描述事物，包括自己都具有很强的主观性，而现实是它可能不具有唯一性。

四、生命思考：如何成为与过去不同的我们？

设计意图：通过反思，再次让戒毒人员思考主题的内容，并且进行自我剖析。

1．戒毒人员思考并分享自己的想法。

2．教员给出参考方向。

（1）跟别人相处时，你喜欢什么样的自己？

（2）你曾做过什么关键性的抉择，这一抉择对现在的你有什么影响？

（3）如果一个三五年不见的朋友看到你，你觉得他会对你说什么？他会发现你的哪些变化？

（4）十年后，你可能在哪里？

（5）如果遇见小时候的你，你会对自己说些什么，以协助自己面对未来？

（6）在60岁退休前，你最重要的人生目标是什么？

3. 小结。

教员小结：今天，就让我们一起来续写不同的生命故事。

五、主题活动：生命自传

设计意图：通过活动，引发思考，激发内在力量，改变自我。

1. 书写自传。

（1）介绍要求：

A. 画一个大大的S，其中最下面标注为"出生"，而最上面则标注为"现在"

B. 中间可以列出5～8件重要的事情，写关键词

C. 括号（　　），现在看那件事的眼光

D. 意义塑：为这个生命自传命名

E. 用50～80字说明为何这样命名

（2）完成自传。

2. 思考反省。

（1）教员解读表格。

（2）戒毒人员完成思考。

参考下表，教员带领戒毒人员从影响、结果和个人所做的努力三个层面进行分析和思考，到底这些事件给我们人生的哪些方面带来了怎样的影响，以及在面对这些问题时，我们做出过哪些相应的改变和应对措施。

教员一定要深刻研究下表中的每一项内容，让戒毒人员能够深刻思考，为后面的改变和重塑做好准备。

思考要点：

S中的关键事件

1. 影响了什么	学习	人际交往	感情亲密	人生价值	生命潜能	其他
2. 结果如何	重要人物联结	培养职业兴趣	改变自我观念	增强自我信心	增强对挫折的忍耐力	其他
3. 个人的努力	态度：坚持不懈	解决问题：积极寻找方法	精神：专注投入	信念：不抱怨只检讨	遇到贵人	其他

3. 专家支招。

（1）复习并带领戒毒人员探讨刚才思考中出现的不合理信念。

（2）戒毒人员重塑。

让戒毒人员在完成以上思考后，审视自己是否存在不合理的信念。通过摒弃错误的自我概念并去除问题的标签化，他们能够将问题客观化和外在化。这样，戒毒人员不会仅将问题归咎于自身，而是会进行全面的思考，对这些事件进行重新编排，由浅入深。通过这种方式，戒毒人员才能实现自我重塑。

4. 重塑自传。

（1）完成第二个S。

画一个S，同样列出5～8件重要的事情。

（2）思考。

A. S_1和S_2有何差异？这些差异说明了什么？

B. 只有S_1，和有S_2，S_3……别人对你的认识会有何不同？

C. 如果有更多S，你的人生会发生什么变化？

5. 书写生命故事。

（1）写出你的人生章节名称/主题。

（2）用200～300字，精要地写出"这就是我的生命故事"，让读到的人快速地理解这个人的特点。

6. 教员小结。

借用村上春树的一句话："每个人的心里都有一片属于自己的森林，迷失的人迷失了，相逢的人会再相逢。"希望大家通过今天的学习，在回到社会后，重新书写自己的生命故事。期待大家的未来更加美好！

六、课后作业

未完成S_2和生命故事的，可以在课后完成。

第六章
家庭团体辅导
活动设计与实施

团体辅导整体设计理念

一、基于家庭系统观的团体辅导相关问题

1．为什么要在戒毒人员中开展团体辅导？

团体辅导是通过团体内人际交互作用，促使个体在交往中通过观察、学习、体验，认识自我、探讨自我、接纳自我，调整和改善与他人的关系，学习新的态度与行为方法，以发展良好的生活适应的助人过程。相比个体辅导，团体辅导的优点体现在能够更有效率地为那些有类似问题和困扰的人提供更多的资源或观点，"和别人一样"的感觉以及"归属"的体验；使个体可以在与真实生活相似的场景练习新行为和获得及时反馈的机会；可以通过倾听和观察他人行为而获得间接学习的机会；通过遵守团体承诺的压力而积极面对问题、解决问题从而获得更多成长的机会。

戒毒人员具有典型的共性特征，有共同要面对的议题和困扰，这为在戒毒人员中开展团体辅导奠定了基础。具体而言，戒毒人群除了因长期吸食毒品导致的生理机能缺损外，在心理功能与社会功能方面也异于普通群体，主要表现在拥有较多的负性情绪记忆，有明显的抑郁、焦虑、躯体化等心理症状，职业能力和家庭关系受损，自我污名和社会污名化明显，社会支持差等（夏静，2015）。

2．为什么要基于家庭系统观设计针对戒毒人员的团体辅导？

毒品滥用被看作一个家庭问题，有可能引起破坏性的代际循环（Masood& Sahar，2014）。有关吸毒的家庭理论将家庭视为各成员间相互作用的有机整体，认为家庭中某一成员出现吸毒行为是整个家庭系统出现运行障碍的体现，因此不应该孤立地将个

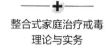
体吸毒的原因归咎于其个人的品性或道德。已有研究发现，不健全的家庭结构、冲突或疏离的家庭关系、过度保护或过度干涉的教养方式、不良的家庭功能等能显著提高物质使用或滥用的可能性（肖梦星、史慧颖，2016）。此外，不良的家庭因素同样制约着戒毒效果，家人的不信任、缺乏沟通及缺乏支持等均可能增加复吸的概率（周水庆等，2019）。鉴于家庭在个体从吸毒到戒毒的过程中均扮演着重要的角色，因此，从家庭系统的角度出发设计的团体辅导可能起到事半功倍的效果。

3．以家庭系统观为基础的团体辅导有什么特点？

在理念上，以家庭系统观为基础的团体辅导强调从系统脉络来理解个体的问题与症状，认为是系统中的固有模式维持了问题与症状，形成了循环因果，因此不会简单地将个体的问题归罪于其自身的认知、品性、道德等因素，或归因于某一单一事件，从而降低了对个体的病理化看法或追责于"源头"的狭隘观点；此外，此类团体辅导强调从系统资源出发来寻求问题或症状的化解方法，在环环相扣的循环系统中去探索资源与阻碍，并启发个体意识到自己在循环系统中所扮演的角色，启动个体改变的意愿，并协助个体找到改变的方法。

在技术层面，基于家庭系统观的团体辅导会采用更多的关系问句和互动活动。这些方法旨在促进个体对自身关系模式的探索与理解。通过这种方式，戒毒人员能够从关系的角度来审视自己的负性情绪和僵化无效的交互模式。此外，他们还能认识到代际传递的影响，并因此激发或增强改变的愿望。最终，参与者将学习到更有效的沟通技巧和应对压力的策略。

4．哪些戒毒人员适合参加本系列团体辅导？

为增强团体辅导的效果，需要对辅导对象进行筛选，特别是对于新手团体辅导带领者而言，团体成员的筛选更为重要。本系列团体的入组标准包括以下三项（需同时满足）：

第一，处于康复巩固期和回归指导期的戒毒人员。

第二，家庭功能不良，或主诉有明显家庭问题的戒毒人员。

第三，认知理解能力良好，能理解团体目标，且个人目标与团体目标相契合。

5．团体容量多大合适？

团体容量的大小取决于团体目标、团体辅导的具体形式、团体活动实施的条件以及团体带领者的经验等。通常，在团体辅导中，涉及的话题越深入，对保密性的要求就越高。因此，团体中的人数通常会较少。我们建议的团体人数范围是6~10人。

6．如何筛选适合的戒毒人员参加本系列团体辅导？

可以采用问卷与访谈相结合的方式。问卷筛查的优点是效率高，能够在较短时间内通过大规模施测获取数据，但是问卷筛查易受被试主观能动性的影响，若被试对题目理解不到位、态度不认真、刻意隐瞒等都可能造成虚假结果或信息缺失。因此，问卷筛查时，施测者对施测环境、施测程序的合理安排以及宣读统一规范的指导语都非常重要，能在很大程度上提高问卷施测的有效性。

问卷筛查的内容设计建议至少包括个体的基本人口学信息、家庭功能、身心症状、参加团体辅导的意愿四个方面，以快速了解个案的个体特征、家庭结构、家庭功能、接受辅导的迫切程度、主观意愿等。

在通过问卷筛查发现适合团体辅导的预备群体后，再通过一对一访谈的方式就问卷调查的真实性进行核查，并进一步就个体参加团体辅导的意愿、动机、规则意识等进行评估。

二、团体辅导方案

1．本系列团体辅导的名称及希望达到的整体目标是什么？

团体辅导方案使用

本系列团体辅导的名称为"和解人生系列团体——以'家'之名，与'己'和解"。其主要目标是增进个体的自我接纳，并激发个体自我改变的意愿。此外，它还旨在为个体建立积极的人际关系和自我概念打下基础。

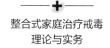

整合式家庭治疗戒毒
理论与实务

2．本系列团体辅导方案的理论支撑有哪些？

本系列团体辅导整合了以自我为核心的体验回避成瘾模型以及家庭治疗理论。

首先，以自我为核心的体验回避成瘾模型（全欢，2016）结合了心理社会视角和情绪视角，认为成瘾是个体回避负性情绪体验的一种策略，也是个体在低自我概念的支配下与社会互动的不良方式。自我概念既影响情绪体验的产生，也影响情绪体验的处理方式，体验回避会对自我概念造成不利影响，从而进一步影响内外在互动，进入恶性循环。基于以上观点，该模型进一步提出体验接纳是打破恶行循环并促进成瘾治疗的关键方式。

其次，本系列团体辅导并不依托于单一的家庭治疗理论，而是多个家庭治疗理论的融合，主要包括McMaster家庭功能模式、Bowen家庭系统理论、Satir家庭治疗模式、Minuchin结构式家庭治疗等，而贯穿这些理论的核心在于"系统观点"，即认为无论是行为、情绪，还是想法、信念，一个人和其他人总是密切相关的。因此，本系列团体辅导的关键理念在于摒弃线性因果思维，遵循系统思维，从系统脉络来理解个体的问题与症状，从系统资源出发来寻求问题或症状的化解方法（赵文韬、许皓宜，2017）。

3．本系列团体辅导的阶段划分与内在逻辑是什么？

本系列团体辅导分为"与过往相遇""另眼看过往""怀过往、塑新生"三大阶段，每个阶段的目标如表6.1所示。戒毒人员戒毒的难点不在于生理脱毒，而是心理脱毒。戒除心理成瘾的关键在于个体是否能链接、从关系视角理解和以恰当的方式处理自己的负性情绪，而低自我概念正是负性情绪的重要来源。正因为如此，本系列团体辅导在系统观的大框架下协助个体从情绪的觉察与疏通逐步过渡到对旧自我概念的松动，从而启动个体改变的主观意愿，通过学习新的应对方式，与他人和解，更重要的是与自己和解。

138

表6.1　团体辅导阶段目标

阶段名称	阶段目标
与过往"相遇"	建立团体，增进团体成员之间的熟识度和信任度；帮助成员形成对躯体—情绪—关系—模式之间联结的理解，改善团体成员对负性情绪的不合理态度，学会从关系视角来理解情绪的产生，初步启动小组成员改变的动力
另眼看"过往"	进一步增强团体凝聚力和信任感；协助团体成员从新的角度来看待家庭困扰和个人固有的应对方式，打破原有的线性思维，愿意从"我"做起去找到改善关系的突破口，并帮助团体成员联结其内在资源，拟定目标，为进一步的演练做准备
怀过往，塑新生	进一步帮助团体成员容纳自我的负性情绪，看到内在的真实需求，在此基础上，协助团体成员学习一致型的沟通姿态，学习与家人的相处方式，尝试放下伤痛，与重要他人和解，也与过去的自己和解，并对团体成员感到困难的相处情境或问题通过演练的方式进行突破，巩固其独立面对问题的信心，构建团体结束的氛围，为真实生活做准备

4．本系列团体辅导各个阶段所对应的团体主题与目标是什么？

表6.2　团体辅导各个阶段所对应的团体主题与目标

阶段名称	次数	团体主题	团体目标
与过往"相遇"	第一次	缘聚一"家"	让带领者和小组成员以及小组成员间加深了解；制定团体契约；澄清和明确团体的功能、目的和内容，以及小组成员的责任
	第二次	链接"身体"与"情绪"	进一步增强小组凝聚力；帮助小组成员意识到躯体感受与情绪感受的关系；促进小组成员对情绪的识别和加工；改善对负性情绪的不合理态度
	第三次	链接"情绪"与"关系"	增强团体成员之间的凝聚力；引导小组成员识别情绪背后的需要，学会从关系视角来理解情绪的产生
	第四次	链接"关系"与"模式"	增强团体成员间的信任；尝试从与家人的关系中看到固化的模式；初步启动小组成员改变的动力
另眼看"过往"	第五次	传递"（　）"	启发团体成员看到家庭模式形成的"过去"背景，理解代际传递的影响，启动团体成员打破不良代际传递的愿望

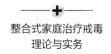

续表

阶段名称	次数	团体主题	团体目标
另眼看"过往"	第六次	新诠释，再出发	引导团体成员从系统角度对目前受困的关系进行新的解读，愿意从"我"做起去找到改善关系的突破口；帮助团体成员联结其内在资源，进一步增强其改变的动力
	第七次	知利弊，拓可能	帮助团体成员以形象化的方式理解习惯性沟通方式的利弊，为后一步的改变拓展可能性
怀过往，塑新生	第八次	沟通新态势	帮助团体成员学习一致型沟通的方式及良好沟通的技巧
	第九次	放下与和解	帮助团体成员演练与重要他人的对话、与过去自己的对话，令团体成员用新的视角看待自身感受与需求，看待与重要他人的关系，进而增进自我的认知统合
	第十次	改变与突破	帮助团体成员通过体验式活动形成积极有效的压力情境应对方式
	第十一次	巩固信心	回顾和强化团体过程中所取得的变化，对内外在资源进行整理，增强面对未来的信心
	第十二次	勇敢向前	回顾和强化团体过程中所取得的变化和成果

5．本系列团体辅导的具体活动设计有哪些？

表6.3 团体辅导具体活动设计

次数	团体主题	团体环节
第一次	缘聚一"家"	1．相识 （1）带领者自我介绍；（2）组员自我介绍； （3）启动"欣赏墙" 2．建立规范 3．认识团体，明晰己责 4．团体成员舒适度测试与总结反馈
第二次	链接"身体"与"情绪"	1．热身活动：冻住-解冻 2．身体里的"情绪地图" 3．情绪万花筒 4．放松操（个人放松操、成员间互动放松） 5．团体总结

续表

次数	团体主题	团体环节
第三次	链接"情绪"与"关系"	1. 热身活动：情绪表演 2. 认识情绪与需要的关系 3. 从关系视角理解情绪 4. 正念冥想 5. 团体总结
第四次	链接"关系"与"模式"	1. 热身活动：支撑与被支撑 2. 家的样子 3. 鸡生蛋，蛋生鸡? 4. 完美的光之碗
第五次	传递"（ ）"	1. 热身活动：动作传递 2. 家庭账本 3. 我的心愿 4. 团体总结
第六次	新诠释，再出发	1. 热身活动：齐心协力站起来 2. 再观"家的样子" 3. 大树的冥想 4. 团体总结
第七次	知利弊，拓可能	1. 热身游戏：小小动物园 2. 我的沟通姿态 3. 团体总结
第八次	沟通新态势	1. 热身游戏：表里不一 2. 沟通要素 3. 一致性沟通 4. 团体总结
第九次	放下与和解	1. 热身游戏：信任圈 2. 空椅子技术 3. 集体疗愈 4. 团体总结
第十次	改变与突破	1. 热身游戏：突围闯关 2. 压力情境预演 3. 团体总结
第十一次	巩固信心	1. 回顾"我的自画像" 2. 关爱时刻 3. 影响轮 4. 我的秘密基地 5. 团体总结
第十二次	勇敢向前	1. 热身游戏：掌心的力量 2. 幻想重新相聚 3. 优点轰炸+欣赏墙 4. 真情告白

6．本系列团体辅导是否可只选取其中一些阶段或一些活动开展？每个阶段的具体内容是否可以做一些调整？

可以。由于各个团体带领者的经验、带领风格、优劣势不同，以及参加团体辅导的戒毒人员理解能力、性格特征、情绪调控、家庭情况等方面存在具体的差异，因此，可根据团体带领者、戒毒人员的具体情况并依据团体要达到的具体目标选取适合的阶段或活动开展团体辅导。

本系列团体辅导提供的是一个基础性蓝本，其包含的辅导活动既具有递进性又具有一定程度的独立性。这些辅导活动只是团体带领者带领团体成员共同达到特别目标的载体。因此，只要团体领导者目标清晰，就可以灵活地调整团体活动，既包括替换活动也包括提取已有的活动进行重新优化组合，还可以在现有团体活动基础上拓展，更深入地达成某个团体子目标。

如若团体目标在于增强戒毒人员对情绪的觉察和调控，可以选取链接"身体"与"情绪"、链接"情绪"与"关系"两个子团体，协助小组成员意识到躯体感受与情绪感受的关系；增进小组成员对情绪的识别和加工；改善对负性情绪的不合理态度。此外，在此基础上可以进一步增加与情绪调控相关的团体活动，向戒毒人员提供学习和练习新的情绪调控方法的机会。

7．本系列团体辅导工具箱中包含哪些内容？

团体辅导工具箱主要包括问卷访谈工具、实物辅助工具、引导辅助工具三大类。其中问卷访谈工具主要用于团体成员的筛选和团体效果的评估，包括大规模筛查问卷、一对一访谈问题；实物辅助工具主要包括团体中所需要用到的纸、笔等实物，包括名字卡、互动球、"欣赏墙"大白纸、"期望树"目标书写纸、绘画包（A4白纸、彩色卡纸、36色的画笔）；引导辅助工具包含团体契约书初稿、身体词汇卡片、情绪卡片、需要卡片、心愿清单、正念指导语、放松冥想指导语、沟通事例卡、角色扮演情景卡等。

三、其他问题

1．有成员想中途退出团体辅导怎么办？

不论是加入还是退出团体辅导都是团体成员的权利。但是，随意退出团体，特别是突然地退出团体，会对团体氛围、团体其

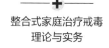

若团体进行过程中出现成员沉默、争执或有成员临时退出团体，怎么办？

他成员带来不利影响，如削弱团体凝聚力、安全感或者引起团体其他成员猜测、怀疑，以为是自己或他人的原因造成团体成员退出，从而产生内疚或自责。此外，成员的突然退出也容易对团体带领者的带领节奏和带领心态产生负面影响。

鉴于此，团体带领者需要在与成员商讨确定团体契约书时就提出关于团体退出的流程和规则。首先，需要告知团体成员坚持全程参加团体对于达成团体目标和个人目标的重要性；其次，需要告知团体成员中途退出团体对自己和团体可能造成的影响；最后，需要告知团体成员如若确实有特殊原因需要退出，需要提前报告团体带领者，并且需要在退出前至少再参加一次团体辅导，从而使团体可以有机会一起去面对和讨论成员的退出。

2．没有心理学基础的人是否可以成为本系列团体辅导的带领者？

本系列团体辅导包括不同层次、不同专业要求的团体活动。心理学知识储备能够更好地帮助团体带领者借由团体活动更深入地达成团体目标。但是，心理学知识储备并不是所有团体活动开展的必要条件。若团体带领者有良好的教学经验，也可以借助于工具箱中的引导辅助工具来带领团体。但需要注意的是，借助于团体活动讨论的本系列团体辅导活动覆盖了不同层次和专业要求。具备心理学知识能够帮助团体带领者通过活动更有效地实现目标。然而，并非所有团体活动都需要深厚的心理学背景。如果带领者拥有丰富的教学经验，他们可以利用工具箱中的辅助工具来引导团队。但需注意的是，随着讨论话题的深入，团队成员可能会展现出更多的情感波动和自我暴露。在这种情况下，缺乏心理学基础的领导者可能难以有效管理场面，进而对成员或团队氛围产生不利影响。因此，我们建议那些暂时不具备心理学知识的带领者在组织活动时选择较为浅显的话题，并针对遇到的挑战进行专门学习。另一种方法是采用协同领导的方式，即让有经验和心理学背景的带领者与主要领导者一起工作，通过观察、学习和体验来积累处理团体挑战的经验。

3．如何评估团体辅导带领的效果？

可以通过团体成员自评、互评、团体带领者评价、戒毒人员监管警官评价四种方式开展效果评估。具体评估方式请参考团体辅导工具箱中的问卷和访谈工具。

四、团体活动

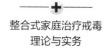

第一次团体辅
导带领要点

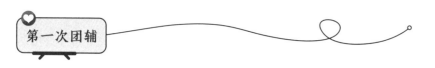

缘聚一"家"

【主要目的】

让带领者和小组成员以及小组成员间加深了解；制定团体契约；澄清和明确团体的功能、目的和内容，以及小组成员的责任。

【主要工具】

名字卡、球、欣赏墙（大白纸、笔）、团体契约书初稿、期望树。

【团体程序】

一、活动一：相识

（一）目的

初步建立团体，促进成员间的相识，为后续的团体活动打下基础。

（二）子程序

1. 带领者自我介绍。

带领者就自己的姓名、专业受训背景，以及希望大家在这个团体里怎么称呼自己进行介绍，增强组员对带领者的信任；对小组的背景进行简要介绍。

2. 组员自我介绍。

（1）每位小组成员需要介绍自己的姓名、兴趣爱好，并介绍自己希望在团体中被别人称呼的名字，撰写在名字卡上，贴在身上的显眼处，请小组成员们在此后的活动中以此名字卡上的名字称呼自己。

（2）该成员用一种动物来形容自己，说出这种动物的两个让人喜欢的优点，介绍完后将手中的球任意抛给下一位成员。

（3）得到球的小组成员，先表达对上一位成员传球的感谢，并说出上一位成员所提及的动物的其他优点（至少一项），再继续自己的介绍。

备注：在抛球过程中，团体带领者需要留意哪些团体成员没有接到过球，当抛球者不确定还有哪些成员没有做介绍时，可以稍作提醒。在所有成员介绍完成后，带领者也可以用一种动物来形容自己，同时也对最后一位介绍的成员所提及的动物进行优点描述。

3. 启动"欣赏墙"。

贴出一张大白纸，作为"欣赏墙"，请每位组员在"欣赏墙"上写上自己的名字及形容自己的动物的名字。告诉组员在未来每次小组活动休息时，他们可以随时在小贴纸上写下自己对某位组员的赞赏，并贴在那位组员名字的后面。

二、活动二：建立规范

（一）目的

确定小组成员共同认可的团体契约。

（二）子程序

1. 领导者说明订立团体规范的原因。

2. 团体成员共同讨论，为本团体命名。

3. 团体带领者向团体成员提供《团体契约书》初稿，成员分组讨论。

4. 每位团体成员在《团体契约书》上签名，表示自己愿意遵守这些团体规范。

三、活动三：认识团体，明晰己责

（一）目的

澄清和明确团体的功能、目的和内容，以及小组成员的责任。

（二）子程序

1. 带领者介绍团体小组的性质、目标和活动内容。

2. 带领者贴出事先准备好的期望树（拟定的小组工作目标分别列在大树的主干上），请每个组员在大树的枝叶上写下自己希望达成的个人目标。

3. 带领者鼓励成员思考并分享：为达到小组目标和个人目标，成员自己需要做出什么努力？

带领者总结提炼成员发言，分享影响团辅效果的重要因素，明确团体成员的责任。

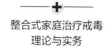
四、活动四：团体成员舒适度测试及总结反馈

带领者指导语（参考）：为了更好地了解大家在本次团体活动中的感受，请大家用一个词或一个简短的句子，形象地描述一下，你现在的感觉是什么，并说一句勉励自己和勉励组员们的话。

根据小组成员的反馈，带领者做最后的总结。可参考如下内容：

感谢大家积极参加第一次团体活动，这对于我们后续团体活动的开展非常重要，也希望大家都能够自觉遵守我们的团体规范，通过勇敢、积极地投入，共同推动我们团体目标的达成。当然，由于我们每个人建立关系、形成人际联结的速度以及表达的方式不一样，也希望我们在团体中可以学会去看到他人的需要，去尊重人与人之间的差异，携手共进。

作业

请完成一幅自画像，并用铅笔在画上标注你的名字。完成后，将画作交给带领者，以便在团队活动中进行后续的分享和讨论。

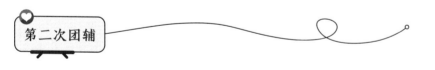

第二次团辅

第二次团体辅
导带领要点

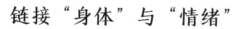

链接"身体"与"情绪"

【主要目的】

进一步增进小组凝聚力；帮助小组成员意识到躯体感受与情绪感受的关系；增进小组成员对情绪的识别和加工；改善对负性情绪的不合理态度。

【主要工具】

彩色卡纸、身体词汇卡片（每种身体词汇卡片有10张）、情绪卡片。

【团体程序】

一、活动一：冻住—解冻（热身活动）

（一）目的

增强团体的活跃度；增强团体成员对身体感受的觉察，为本次团体主题的引出作铺垫。

（二）子程序

带领者请所有组员起立，用自己舒服的方式随意舒展或运动。当带领者说"冻住"时，所有人立即静止，保持当下的姿势，同时体验身体某个部分的感受，体验6秒左右，带领者就喊"解冻"，继续自由活动并重复上述过程。

体验的身体部位可以依次是膝盖、肩膀、肘关节、手、头、腹部，甚至全身。体验身体感受时，具体的引导语如下：

> 请把你的注意力集中在你的膝盖上，体会一下你的膝盖是直的还是弯曲的……
>
> 请将注意力集中在你的肩膀上，它们是放松的还是紧张的，是上提的还是耷拉下来的……
>
> 你的肘关节是直的还是弯的……
> 你的手是张开的还是并拢的……
> 你的头是伸直的还是倾斜的，朝向右方、左方，还是朝向前方……
> 你的腹部是收紧的还是放松的……
> 你身体的重心是在你的左脚上还是在你的右脚上……

二、活动二：身体里的"情绪地图"

（一）目的

增进团体成员对于身体—情绪之间关系的认识，增强对情绪的觉察。

（二）子程序

1. 身体症状的自我感知。

带领者指导语（参考）：根据世界卫生组织的统计，70%以上的人会以"攻击"身体器官的方式来消化自身的情绪。既然身体器官得遭受这些无妄之灾，那么有哪些部位是最倒霉、最容易被情绪利用，成为"替罪羔羊"呢？请大家根据我们热身活动时的体验以及平时生活中的体验，回忆一下身体的哪些部位容易感到不适，比如紧绷、疼痛、酸楚、瘙痒等不适或异样的感受？大家可以从这些身体词汇卡片中选出对应的卡片，并将其拿到手中。

……

让我们一起来看一看卡盒中遗留的身体词汇卡片数量，哪种是最少的呢？越少的，就说明大家拿走的越多，也就是说特定的身体部位越容易出现不适。请成员们一起来总结最容易出现症状的部位。

2. 体验身体与情绪的链接。

（1）带领者指导语（参考）：在我们公布身体部位与常见情绪的关系之前，大家一起来体验一下。

（2）操作：带领者引导组员回想在特定情绪中，个人的身体感受分别是什么？主要探讨喜怒哀惧四类情绪时常见的身体感受与反应。具体的问题如下：

a．当你感到开心时，你的身体一般有什么感受或反应？

b．当你感到害怕时，你的身体一般有什么感受或反应？

c．当你感到生气时，你的身体一般有什么感受或反应？

d．当你感到伤心时，你的身体一般有什么感受或反应？

3. 带领者指导语（参考）：通过以上的讨论和分享，大家意识到了我们的情绪和身体反应是紧密相关的。愉快的情绪常常使身体处于一种放松的状态；而不愉快的情绪，常常会使身体处于一种紧绷的状态，久而久之，就会导致一些慢性疾病。情绪会激活我们的心血管系统、骨骼肌肉系统、神经内分泌系统、自主神经系统。如果你时常压抑自己的情绪，情绪就会在身体中寻找出口，从而导致各种身心健康问题。

三、活动三：情绪万花筒

（一）目的

改善团体成员对负性情绪的不合理态度，促进对负性情绪的接纳。

（二）子程序

1. 分组：将彩色圆形分为三半（或四半，由实际人数灵活决定），团体成员自由抽取裁好的彩纸，然后让成员找到自己同色的另外两位成员组成小组；带领者向每个小组提供一套情绪卡片。

2. 每组内讨论并区分哪些情绪属于健康的范畴，哪些则属于不健康的范畴，同时阐述其原因。

3. 每组派代表分享讨论结果。

4. 带领者针对小组成员的分享，进行提炼总结与解释。

> 💜 **带领者指导语（参考）**
>
> 健康情绪是指所表现出来的情绪应与所遇到的事件呈现一致性（建议举例说明）。所以，不论是积极情绪，还是消极情绪，只要这些情绪与我们所遇到的事件或情境一致，就是健康的情绪。人一旦长期被消极的情绪困扰，有损身体健康，因此，我们需要用适宜的方法去调节情绪，这是我们后续团体辅导会涉及的内容。但不论是何种情绪，我们都需要去觉察、接纳，而非拒绝。

四、活动四：放松操

（一）目的

放松身心，增强团体凝聚力。

（二）子程序

1. 个人放松操。

2. 成员间互动放松（站成一圈，相互拍打肩膀或捶背，相互帮忙拉伸）

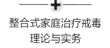

五、活动五：团体总结

小组成员围绕以下内容进行分享，带领者进行总结。

（1）你今天的收获有哪些？

（2）你喜欢的内容、不喜欢的内容，为什么？

（3）你感觉小组气氛如何？在小组里你是否觉得舒服？如果觉得不舒服，为什么？

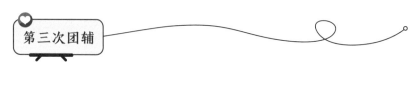

链接"情绪"与"关系"

第三、四次团体
辅导带领要点

【主要目的】

增进团体成员之间的凝聚力；引导小组成员识别情绪背后的需要，学会从关系视角来理解情绪的产生。

【主要工具】

需要卡片、正念冥想指导语。

【团体程序】

一、活动一：情绪—身体对对碰（热身活动）

（一）目的

回应上次的团体主题；增强团体活跃度，增进组员间的联结；为本次团体主题作铺垫。

（二）子程序

1. 向组员介绍活动规则。

大家围成一圈，每个组员依次说出一个关于情绪的词，然后口中喊1、2、3，同时其他组员表演该情绪，注意面部表情和身体动作。带领者鼓励组员放开表演，若觉得组员不够放松，可以进行两轮活动。说出情绪词的组员每次可以选择一位觉得将该情绪词表达得最为真切的组员，用手在对方肩膀上拍三下以示鼓励。

2. 带领者向小组成员提供身体表现卡片，任请一位组员扮演，请其他人猜测对应的情绪。

- 焦虑：喉咙有肿块，胃部翻腾，颤抖，口干，出汗，呼吸急促，感觉虚弱或紧张。
- 愤怒：面部发烫或潮红，握紧拳头或下巴，颤抖，身体动作不稳。
- 喜悦：身体轻盈，心暖，胃里有"蝴蝶"的感觉。
- 悲伤：感觉"心痛"，身体沉重，胸闷，疲劳，脸部肌肉下垂。
- 害羞：火热的脸，低垂的眼睛，肌肉紧张。
- 恐惧：头晕，腿无力，起鸡皮疙瘩，呼吸急促，心跳加快。

二、活动二——认识情绪与需要的关系

（一）目的

引导团体成员认识情绪与需要的关系，并学会觉察情绪背后的需要。

（二）子程序

1. 带领者举例说明情绪与需要的关系。

带领者请组员想象：如果一个婴儿在哭，你会出现什么反应？

……

通常会想：他为什么会哭？答案可能是：他饿了，需要食物；他受到了惊吓，需要安抚；他想念父母，需要拥抱等。

由此，我们可以发现情绪与需要的关系。

2. 练习对情绪背后未被满足的需要的觉察。

运用"需要卡片"，请小组成员分析当事人的情绪以及情绪背后的需要。

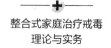 **带领者指导语（参考）**

这些情绪背后的需要往往透露着我们和他人之间的关系。当人际关系不和谐，特别是当我们和重要他人，也就是我们内心深处在乎、关心的人之间关系不和谐时，我们爱与被爱、尊重与被尊重等需要就得不到满足，我们就容易出现消极情绪。因此，当我们能够坦然面对情绪，才有可能更清楚地觉察到我们的需要，从而提供一个机会去关注引发我们相应情绪的关系。

三、活动三：从关系视角理解情绪

（一）目的

引导团体成员理解情绪与需要的关系，并学会觉察情绪背后的需要。

（二）子程序

请团体成员自愿分享他们家庭生活中遇到的困惑关系。我们鼓励小组成员按照自由顺序逐一进行分享。在此过程中，带领者不仅会帮助分享者表达，还会启发其他小组成员共同探讨情绪与关系之间的联系。

（1）你与××相处时，容易产生哪些情绪？

（2）请回想一次当你感受到某种强烈情绪的时刻。那时发生了什么？请选择一个具体的事件来详细描述你的感受和发生的事情。

（3）在这个场景中，哪些人说了哪些话让你印象深刻？你自己说了什么？

（4）家里的其他人怎么看待这件事？

（5）在与××相处的过程中，你有什么需要没有得到满足？

备注：留给每个小组成员充足的分享时间，如果时间不够让所有小组成员进行分享，可以请未分享的组员在下一次团体辅导中继续分享。若有成员难以用语言表达自己的情绪，也不要强求，可以用情绪卡为其提供帮助。分享环节，要邀请分享者以目光与其他团体成员交流，而不是仅仅与带领者对话，也要邀请其他团体成员参与互动和回应。可以采用"听到（ ）的故事，让我感到——（具体的情感），我想到——"的句式，请其他团体成员分享听到故事后的感受以及相似的经历。

四、活动四：正念冥想

目的：帮助团体成员关注情绪、接纳情绪，并逐渐平复心情。

> 💜 **带领者指导语（参考）**
>
> 一切的情绪和感受都需要你接受。它们是你的一部分，是你当下的感受和身体的回应，你需要明白和接受它们。不要试图解释，甚至排斥。为它们的出现和存在感到欣慰和感恩。感受情绪的出现，以及身体各处的反应变化，发现自己独特存在的当下的感知……

五、活动五：团体成员舒适度测试及总结

> 💜 **带领者指导语（参考）**
>
> 为了更好地了解大家在本次团体活动中的感受，请大家用一个词或一个简短的句子，形象地描述你现在的感觉，并说一句勉励自己和组员们的话。

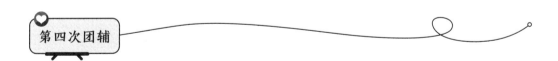

第四次团辅

链接"关系"与"模式"

【主要目的】

增进团体成员的彼此信任；尝试识别与家人关系中的固定模式。初步启动小组成员改变的动力。

【主要工具】

绘画包（各种颜色的彩纸、马克笔）。

【团体程序】

一、活动一：热身活动——支撑与被支撑

（一）目的

增强团体的凝聚力与信任感，为后续更有深度的团体分享作铺垫；隐喻家庭中的相互支撑。

（二）子程序

1. 要求小组中前面的成员坐在后面成员的腿上，待全体成员坐好后，开始计时，至少坚持1分钟，争取坚持2分钟，甚至更长的时间。

2. 小组讨论与分享。

（1）在游戏中，我是否有信心支撑前面的成员？如果有信心，我是否把这个信息传递给了我前面的成员？

（2）在游戏中，我是否信任我后面的成员能完全将我支撑？当我有些担心时，我是否将我的担心告诉他？

（3）在游戏过程中，小组中的其他成员的言行是否对我有影响？

（4）这个游戏带给我最大的启示是什么？我最大的感受是什么？

二、活动二：家的样子

（一）目的

通过形象化的方式帮助团体成员梳理家在心中的样子，并从中提取出家人间的互动模式。

（二）子程序

1. 绘画。

💜 **带领者指导语（参考）**

上一次团体中大家勇敢地回溯并分享了家庭中的典型事件和相关情绪。在我们的生活中，可能有些事情会重复发生，这反映了我们家庭中固有的一些相处模式。比如，给大家举个例子，在夫妻关系中有一种常见模式——追逃模式。一方情绪激烈，一方表现冷漠；一方抱怨索取，一方抵抗防御；一方步步紧逼，一方节节后退。当然，还有其他各式各样的模式。比如，亲子关系中常见的"依赖—过度保护"。赖皮、不负责的孩子背后常有一对溺爱的父母，父母愈担心、愈保护孩子，孩子愈习惯依赖父母处理大小事。接下来，就请大家每人拿一张彩纸和你需要的彩笔，根据你感知到的家庭中固有的相处模式，画出家在你心中的样子。画的可以是你的原生家庭，也可以是你现在的家庭，你可以用任何形式来表达你心目中的家。请记住，现在需要你画的是家目前在你心中的样子，而不是你期望的样子。画好后，请给你的家取一个名字。如果说家是有温度的，你的家的温度是多少度？请写到纸上。

2. 分享。

（1）这个家的特点是什么？

（2）其他人在这幅画中感知到的印象最深刻的部分是什么？

（3）是什么样的关系模式造就了这个家的特点？

备注：在当前阶段，我们需要保留这些绘画作品。后续，相关团队将对"家的样子"这一主题下的画作进行深入分析和重新阐释。

三、活动三：鸡生蛋，蛋生鸡？

（一）目的

启发成员们意识到事事互为因果，彼此互相影响，而不是简单地归结为特定的原因。在处理与人相关的问题时，寻找原因往往容易转变为寻找指责的对象。实际上，任何一方的改变都会导致家庭系统朝着不同的方向发展。

（二）子程序

1. 提供一则故事，邀请小组成员通过角色扮演的方式进行展示。

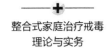 **故事材料**

丈夫在工作中受到了委屈，愤愤不平，回家后看见妻子没怎么搭理自己，觉得妻子对自己不够体谅和关心，就开始指责妻子。妻子刚刚辅导完儿子的作业，正觉烦躁，又忙着做饭，听到丈夫指责自己，感到莫名其妙，继而埋怨丈夫一天忙自己的事，不是工作，就是和朋友聚餐，不过问儿子学习，又爱莫名奇妙发火。丈夫觉得在工作时受气，回来还受气，争吵加剧。妻子觉得丈夫根本不理解自己，就爱挑剔找茬，也火冒三丈。

2. 请小组成员们分析故事中的各个角色起到了什么作用？事情的演化方向受到哪些因素的影响？

四、活动四：完美的光之碗

（一）目的

通过隐喻故事进一步激发小组成员改变的动力。

（二）子程序

带领者可以播放轻柔的音乐，然后缓缓地讲出下面的隐喻故事。

故事赏析

传说中，每个孩子天生就有一个"完美的光之碗"。有了这个光之碗，孩子可以和鱼一起游戏，可以骑在鲨鱼的背上嬉戏，也可以与鸟儿在天上飞翔，完美无缺，但就像我们的生活一样，他们也遇到了一些不好的事情，遭遇了痛苦、嫉妒和愤怒，这些伤痛就像一颗颗石头一样，被放进了碗里，很快孩子就变得像石头一样无法成长，但奇妙的是，孩子们只需要学会一件事就可以解决这个问题，那就是将碗倒扣，清空里面的石头。而我们的光一直都在碗里，从未离去。

备注：这个隐喻故事意欲提醒团体成员——伤疤只代表过去，而不是将来。带领者无需对该故事进行解释，隐喻的力量可以自然地传递，刻意解释反而会减弱隐喻故事的效果。

> **♥ 带领者指导语（参考）**
>
> 今天的团体辅导就在这个故事中结束了。希望大家可以细细地品味这个故事。本次团体辅导结束后，请大家完成以下作业：
>
> 这次活动你的收获与感悟，以及任何想对带领者说的话。

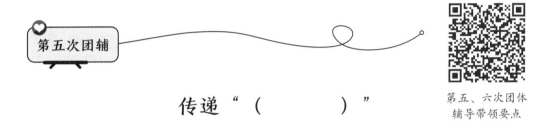

第五次团辅

传递"（　　　　）"

第五、六次团体
辅导带领要点

【主要目的】

启发团体成员看到家庭模式形成的"过去"背景，理解代际传递的影响，激发团体成员打破不良代际传递的愿望。

【主要工具】

心愿清单。

【团体程序】

一、活动一：动作传递（热身活动）

（一）目的

增强团体的活跃度，增强团体的凝聚力；为本次团体主题的展开作铺垫。

（二）子程序

1. 团体成员轮流当带头人做动作，越夸张越好，其他人模仿带头人的动作。

2. 围成一圈，团体成员轮流当带头人做一个会影响到其他人的动作，依此类推。

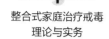

二、活动二：家庭账本

（一）目的

启发团体成员看到家庭模式形成的"过去"背景，理解代际传递的影响。

（二）子程序

1. 你希望下一代哪些方面和你相似？

备注：在该环节，团体成员可能会出现较多的自我否定，表达出不希望子代和自己相似，或者难以找到希望子代和自己相似的点。要注意引导团体成员从"否定自我"转到"内心都希望自己的子代可以发展得更好"的良好愿望上，但同时突出家庭的影响是潜移默化的，我们自己看待自己的方式、与外界互动的模式也会受到上一代的影响，以此类推。

2. 带领者以"家庭压力的代际传递"为例，讲解家庭系统中"代际传递"的概念，启发成员思考家庭压力是如何从原生家庭带到成年后的新生家庭，如何从上一代传给下一代的？

3. 学习画"家谱图"。

待家谱图绘制完成后，带领者可邀请成员结合自身情况分享画这个图时的感受或想法。

（1）原生家庭父母的性格、相处方式如何影响你和你的另一半的相处？

（2）原生家庭父母的性格、相处方式、教养方式如何影响你对子女的教养？

三、活动三：我的心愿

（一）目的

基于对代际传递的认识，启发成员思考自己希望去打破哪些不良的代际传递，进一步激发成员改变的动力。

（二）子程序

1. 希望自己的下一代能够成为一个怎样的人？

2. 为了达到这一目标，我希望去打破哪些不良的代际传递？

3. 为了打破不良的代际传递，我需要做什么？

4. 填写心愿清单，分享心愿清单。

四、活动四：团体总结

总结、梳理本次活动的收获。

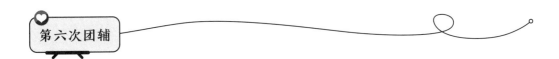

第六次团辅

新诠释，再出发

【主要目的】

进一步引导团体成员从系统角度对目前受困的关系进行新的解读；帮助团体成员从"我"做起去找到改善关系的突破口；帮助团体成员联结其内在资源，进一步增强其改变的动力。

【主要工具】

冥想指导语。

【团体程序】

一、活动一：齐心协力站起来（热身游戏）

（一）目的

体现团队的配合，让团体成员明白支持者的重要性，增强团队凝聚力。

（二）子程序

将队伍分为两队。每组先派两个人背靠背双臂相互交叉在胸前，坐在地上，当带领者发出开始的指令时，两人合力使双方一同站起来，如果成功站起，则该小组继续增加一人。三人一起手挽手坐地起身，如果失败则重新来一次，直到成功方可再增加一人。以此类推，小组成员全部成功地一起坐地起身的为胜。

活动规则：坐下时，臀部贴地起身的过程中，手既不能松开，也不能触碰地面。在活动过程中，带领者负责发出"开始"的指令，并监督各小组不要犯规，在此过程中，可鼓励戒毒人员坚持。

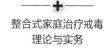

二、活动二：再观"家的样子"

（一）目的

增强团体成员对代际传递的反思，学会用代际传递的视角去解读家庭的现状或关系模式。

（二）子程序

1. 带领者引导团体成员回顾上一次团辅中"家庭账本"中的核心观点，并邀请团体成员分享自己上次团辅结束后的进一步反思。

2. 请每位成员再次观看第四次团辅中"家的样子"绘画，尝试从"代价传递"角度理解家的样子和关系的模式，并邀请团体成员进行分享。

三、活动三：大树的冥想

（一）目的

放松身心，识别内在资源空间，进一步增强团体成员改变的动力。

（二）子程序

1. 放松时的姿势：尽可能舒服地坐在椅子上，双腿稍稍分开，跟肩差不多宽，双手自然地垂放在腿上，如果觉得戴着眼镜不舒服，可以将其摘下来放在一边，可以微微靠在椅背上，舒服最重要。

2. 放松冥想指导语（略）。

四、活动四：团体总结

小组结束活动前，带领者请每人说一句话，分享今天在小组中的感受。

作业

（1）在本次团体辅导中，你的个人体验、感悟和收获是什么？

（2）可以在闲暇或者入睡前反复练习"大树冥想"。

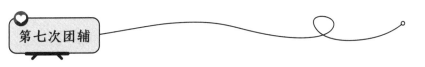

知利弊，拓可能

第七、八次团体
辅导带领要点

【主要目的】

帮助团体成员以形象化的方式理解习惯性沟通方式的利弊，增强下一步改变的可能性。

【主要工具】

沟通事例卡。

【团体程序】

一、活动一：小小动物园

（一）目的

增强团体活跃度，以隐喻的方式为本次团辅的展开作铺垫。

（二）子程序

1. 热身环节：每位团体成员用自己最初选用的动物形象的方式来展示"友好"与"愤怒"，其他成员模仿该成员的动作。

2. 分享环节：这个小小动物园里有哪些动物？哪些与自己相似？哪些不同？你在这个动物园中的感受如何？有没有哪些动物的生存方式是你想学习的？

二、活动二：我的沟通姿态

（一）目的

增强团体活跃度。

（二）子程序

1. 分享：如果用两种动物去分别形容你与某位重要他人（父/母、夫/妻、子/女）沟通时的形象，你会选择哪两种动物？当用类似这些动物的形象和姿态去沟通时，有什么优势或者劣势？

2. 带领者将团体成员两两分组（若有单数，则带领者和其中一名团体成员组成一组），由带领者指导团体成员依次呈现出四种不一致的沟通姿态：讨好、指责、打岔、超理智。每呈现出一种沟通姿态，请成对的两位成员交替感受不同角色的姿态，并讨论填写沟通姿态详解卡。带领者先作示范，从言语、内心独白、行为、内心感受、自我价值、心理影响、生理影响、资源角度进行详解。

3. 列举四个事例，请团体成员辨别分别是哪一种沟通方式。

4. 在原已绘制好的家谱图上注明家庭成员的主要应对姿态。

5. 重点分享自己的习惯性沟通姿态，在带领者及团体成员的帮助下尝试从言语、内心独白、行为、内心感受、自我价值、心理影响、生理影响、资源角度进行分析。

三、活动三：团体总结

小组结束活动前，带领者请每人说一句话，分享今天在小组中的感受。

作业

请回忆一个让自己印象深刻的自己与重要他人的沟通场景，并把该沟通场景中的对话写下来。无需精确，把自己现在脑海中能够想到的话写下来就可以。

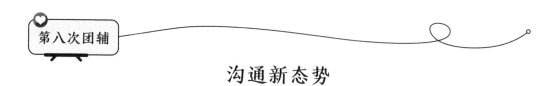

第八次团辅

沟通新态势

【主要目的】

启发团体成员思考影响沟通效果的因素，学习一致型沟通的方式及良好沟通的技巧。

【主要工具】

沟通姿态详解卡。

【团体程序】

一、活动一：表里不一

（一）目的

活跃团体气氛，让团体成员初步体会到"表里不一"给互动带来的影响，既回应上次团辅的内容，又为本次团辅的主题作铺垫。

（二）子程序

1. 带领者指导语：接下来，我们玩一个游戏，我口头说的话或者我的表情传达的信息与我内在的真实想法是相反的，而你们需要按照我的真实想法来行动。比如，我报"向左转"，你们就"向右转"；我报"跳起来"，你们就"蹲下去"；我表现出手舞足蹈的样子，你们就要表现出垂头丧气的样子；我露出严厉的表情，你们则要表现得温柔。以此类推。

2. 开始游戏，一旦出错就淘汰，最后留下的为胜者。

3. 分享：当与你互动的个体"表里不一"时，你的感受是什么？

二、活动二：沟通要素

（一）目的

启发团体成员思考影响沟通效果的因素。

（二）子程序

1. 两人为一组（自由组队）。

2. 每组做四个沟通练习。

一是背对背进行沟通；二是一个站着一个蹲着沟通；三是中间隔一张纸，彼此看不见对方沟通；四是膝盖碰膝盖并托着对方的手臂交流。

3. 分析总结。

三、活动三：一致性沟通

（一）目的

学习一致型沟通的方式，学会真诚地表达感受、想法和期待。

（二）子程序

1. 团体成员轮流将自己预先准备好的沟通场景和对话呈现出来，成员们一起讨论其反映了何种沟通姿态，在这里呈现的不一致的部分是什么。

2. 在带领者的引导和启发下，团体成员一起讨论在这段沟通中，对方的情感和需求是什么，成员自身的情感和需求是什么。

3. 讲述者重新采用以下句式来进行表达：

（1）当我听到、看到……（2）我的感受，表达感受：喜怒悲惧忧……（3）我的解释，对感受的解释。（4）我的决定……疏远、亲近，还是保持原来状态不变？

四、活动四：团体总结

小组活动结束前，带领者请每人说一句话，分享今天在小组中的感受。

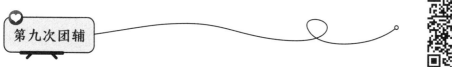

第九次团体辅
导带领要点

放下与和解

【主要目的】

帮助团体成员演练与重要他人的对话、与过去自己的对话，引导成员以新的视角看待自身感受与需求，看待与重要他人的关系，进而增强自我的认知统合。

【主要工具】

椅子。

【团体程序】

一、活动一：信任圈

（一）目的

进一步增强团体凝聚力和信任感。

（二）子程序

1. 向成员介绍活动规则。

大家围成一个大圈，相对紧凑，一个成员站在中间，闭上双眼，双腿并立，全身可朝任何一个方向慢慢倒下，其他成员要用双手托住他，然后把他轻轻地推向其他方向，由其他方向的成员托住，圈外的成员要齐心协力全力托住，避免圈内的成员跌倒在地，圈内的成员则可随意倒下。

2. 每个成员都站在圈内体验一次该过程。

3. 结束后分享：

（1）当你站在中间往下倒时有什么感受？

（2）当你站在外面保护其他成员时，有什么感受？

（3）作为站在中间的人，你在什么情况下才愿意把自己交出去？

（4）外圈保护的人需要做些什么，才能被中间的人信任？

二、活动二：空椅子对话

（一）目的

抽离单一的角色和情感，从更多角度、更整合、更全面地察觉自己和配对的角色的关系，整合内在的对立与冲突，达到一定程度的倾诉宣泄。

（二）子程序

类型一：与重要他人对话。

1. 邀请每位做空椅子对话的成员，先讲一件自己最难忘的家庭冲突事件及自己当时的体验。

2. 进入空椅子对话环节：将两把椅子放在小组的中间，面对面摆放；成员轮流坐到其中一把椅子上，假想另外一把椅子是与自己冲突的另一方，请成员说出所有想对另一方说的话，尤其是含有委屈、不满、怨恨等情绪的话；随后，请成员坐在对面的空椅子上，想象自己是冲突关系中的另一方，听到刚才的话后给予自然回应。对话过程可以重复进行几轮。

3. 一位组员成为空椅子对话主角的时候，其他组员可以认真旁观思考，如果有触动自己的地方，也可以参与到表演中。比如扮演与主角冲突的另一方，或者当主角在扮演另一方时，扮演主角。

4. 空椅子对话结束后，带领者先请倾诉者分享自己参加该活动的感受，然后再请成员之间进行分享。

备注：带领者需根据现场情况和空椅子对话的呈现内容，决定是逐一倾诉之后分享，还是几个人倾诉之后再集中反馈。带领者应该安排足够的时间，确保每位成员都有进行空椅子对话的机会，若时间不足，可以分两次进行。

类型二：与过去的自己对话。

步骤同上，但对话的另一方为过去的自己。

三、活动三：集体疗愈

（一）目的

体验和感受团体支持，增强团体凝聚力。

（二）子程序

闭眼听音乐，全体成员围成一圈，手拉手。充分体会大家在一起的感觉。想象每个人内在受伤的小孩都站在圈中央，有温暖的阳光照耀着他们。我们一起呵护并关爱这些内在的小孩。最后，慢慢地睁开眼睛，放松地回到小组中。

四、活动四：团体总结

带领者请每人说一句话，分享今天在小组中的感受。

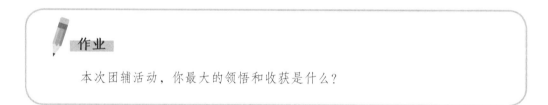

作业

本次团辅活动，你最大的领悟和收获是什么？

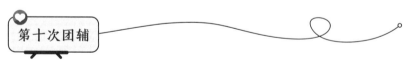

第十次团辅

第十次团体辅
导带领要点

改变与突破

【主要目的】

帮助团体成员通过体验式活动形成积极有效的压力情境应对方式。

【主要工具】

角色扮演情境卡。

【团体程序】

一、活动一：突围闯关

（一）目的

活跃团体气氛，启发团体成员比较不同个体解决同一问题的不同方法，为本次团体主题的展开作铺垫。

（二）子程序

1. 成员面朝里手拉手围成一个圆圈，一人站在中间，可用任何方式突围，最后如果不能成功，可找人协助；每个成员轮流站在中间突围。

2. 成员面朝外手拉手围成一个圆圈，一人站在圈外用任何方式闯关进入圈内，最后如果不能成功，可找人协助；每个成员轮流站在圈外闯关。

3. 分享：

（1）活动中，你们或你是怎样阻止或进入成功的？

（2）被团体拒之圈外时是什么感受？

（3）你如何理解堡垒是从内部攻破的？

（4）团体在合作中存在什么问题？怎样改进？

注意：移去危险物品，包括桌椅等，以确保安全。

二、活动二：压力情境预演

（一）目的

促使团体成员直面担忧，利用团体的力量协助团体成员勇敢面对压力情境。

（二）子程序

1. 团体成员抽取角色扮演情境卡。

2. 邀请团体成员演绎压力情境中的人物姿态和对话。

3. 扮演者跟随自己扮演时的感受，并将其定格为相应的沟通姿态。

4. 团体成员讨论如何运用之前学过的方法应对当前的情境。

5. 改编压力情境，用新的方式演绎。

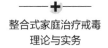
三、活动三：团体总结

带领者请每人说一句话，分享今天在小组中的感受。

作业

请再次完成一幅自画像，名字用铅笔标注（由带领者收集，留待下一次团体辅导活动使用）

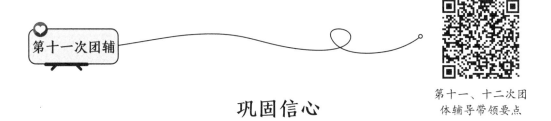

第十一次团辅

巩固信心

第十一、十二次团体辅导带领要点

【主要目的】

回顾和强化成员在团体辅导过程中所取得的变化，对内外在资源进行整理，增强成员面对未来的信心。

【主要工具】

第一次自画像、白纸。

【团体程序】

一、活动一：回顾"我的自画像"

（一）目的

帮助团体成员意识到自我状态的变化，成员间彼此鼓励，增强信心。

（二）子程序

1. 带领者预先将团体成员第一次的自画像和最近一次的自画像相匹配，擦去名字。

2. 请团体成员轮流传递自画像，对每一套自画像的变化做出点评，可在心中猜测自画像的主人。

3. 每位成员分享看到自己自画像评语后的感受。团体其他成员可补充表达自己对他人变化的感受。

二、活动二：关爱时刻

（一）目的

联结内在关爱的资源。

（二）子程序

1. 每人一张白纸，先回想一下在自己的生命中体会到被关爱和支持的特别时刻。是什么时候？在哪里？发生了什么？你的感受是什么？写下来。

2. 成员依次分享自己感受到爱的时刻。

3. 大家一起做想象练习，想象分享的事件中关爱自己的那个人，进一步体验被爱的感觉。

> 💜 **带领者指导语（参考）**
>
> 请大家闭上眼睛，你的眼前，是刚才分享的对你很关心的那个人，你看一看他/她长什么样子，穿什么衣服，脸上是什么样的神情，想象他/她正关切地看着你，你能够感受到他/她的关心和支持，心中充满温暖。现在在你走进他/她，慢慢地和他/她合二为一，你就是他/她，你能感受到内心涌出的关爱与支持，你是一个充满了关爱的存在。

三、活动三：影响轮

（一）目的

进一步整合内外资源，对自己的戒毒支持系统有直观的认识。

（二）子程序

1. 以自我为中心画一个轮状的表，中间一个圆写上自我，周围画很多圆，分别写上生命中出现过的重要的人和事物，并在相关的圆旁注明这些人和事给你的印象。

2. 带领者和团体成员帮助彼此看到自己原本没有看到的资源，从而画更多的圆。

3. 从戒毒支持系统角度，进一步具体分享如何调动相关的资源帮助自己戒毒。

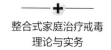
四、活动四：我的秘密基地

（一）目的

给予团体成员积极的暗示，助力团体成员自我调适。

（二）带领者指导语

> ♥ **带领者指导语（参考）**
>
> 请闭上眼睛，想象一个你喜欢且放松的独特空间。当你感到疲劳、烦躁或不安时，或是在任何你希望放松的时刻，都可以来到这个地方。这是一个让你感到自在和舒适的空间。让自己待在这个空间里，静静地感受它。观察它的颜色，嗅闻它的味道，用手触摸你想触摸的任何物品，感受它们的质地。在这里，你会感到完全放松，内心逐渐变得平静。以后，你可以随时自由地享受这个属于你的空间。感谢自己的所有努力。现在，如果你准备好了，可以缓缓睁开眼睛。

五、活动五：团体总结

带领者请每人说一句话，分享今天在小组中的感受。

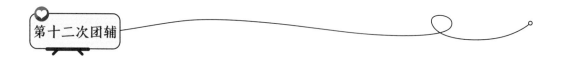

♥ 第十二次团辅

勇敢向前

【主要目的】

巩固成员间的联结，营造结束的氛围，为现实生活做准备。

【团体程序】

一、活动游戏：掌心的力量（热身游戏）

（一）目的

活跃团体气氛，提升团体士气，为自己、为他人击掌。

（二）子程序

1. 每位团体成员以自己的节奏带领一次击掌。

2. 所有团体成员都轮流带领一次后，大家共同击掌（刚开始可能节奏不一样，但是掌声会逐渐同步）

3. 带领者带领大家用左右手分别与两侧的成员击掌，感受来自同伴的激励。

二、活动二：幻想重新团聚

（一）目的

做好小组分离的准备，并建立对未来生活的信心。

（二）带领者指导语

> ### 💜 带领者指导语（参考）
>
> 请大家尽量放松，闭上眼睛，我们现在来想象一下五年后的情况。五年后的一天，你收到一封信，我邀请你来参加一次聚会，如果你决定来参加，请想一想：你准备告诉其他成员你现在的生活和变化吗？你会住在哪里？和谁住在一起？你在做什么？这五年中发生了什么重大事件？
>
> 一分钟后我将请大家睁开眼睛，我们现在是五年之后的聚会，你与其中一些人可能保持着联系，但与多数人已经没有来往了。五年了，你第一次见到他们，你将要和他们分享你现在的生活。（一分钟后）……好，大家睁开眼睛，轮流分享。

三、活动三：优点轰炸+欣赏墙

（一）目的

强化信心，促进自我欣赏和相互欣赏。

（二）子程序

1. 展示欣赏墙。

2. 轮流确定一位团体成员为"轰炸"目标，大家结合欣赏墙的内容进行具体阐述，也可以补充对"轰炸"目标的赞扬。被"轰炸"的对象只需要认真地听，不用回答。注意体会被大家指出优点时的感受。

> ❓ **讨论**
>
> 被大家指出优点时有何感受？是否有一些优点是自己以前没有意识到的？是否加强了对自身优点、长处的认识？指出别人的优点时你有何感受？

四、活动四：真情告白

（一）目的

处理离别情绪，彼此祝福。

（二）子程序

1. 每人穿一件白色T恤，小组内其他成员在他人的T恤上写一句祝福的话或建议。

2. 想一想其他人会给自己写些什么，期待他们写什么。

3. 请旁边的成员将自己T恤上的祝福语念给自己听。分享听后的感想，感谢成员的真诚。

第七章
以家为核心个体
矫治设计与实施

一、以家为核心个体矫治设计

1．对强戒人员进行个体咨询的目标和意义是什么？

（1）倾诉心声。咨询提供了一个安全、私密的环境，让个体能够倾诉内心的烦恼和压力，释放情绪，这有助于缓解个体心理压力和焦虑。

（2）辨明问题。咨询帮助个体分析和理解所面临的问题，发现问题的根源和原因，有助于个体更清晰地认识和理解自己的处境。

（3）磋商对策。咨询师作为旁观者和专业人士，能够给予客观的建议和意见，帮助个体制订解决问题的具体对策和行动计划。

（4）平衡情绪。咨询提供了一个情感释放的平台，帮助个体宣泄压抑的情绪，缓解紧张和焦虑，达到情绪平衡的状态。

（5）促进成长。咨询不仅关注当前问题的解决，也注重个体的成长和发展，通过处理问题提高个体的认知水平、增强自信心，促进个体的人格成长和完善。

心理咨询的意义：一方面，让人理解生存中的困境、痛苦还有快乐始终与人相伴。另一方面，帮助人掌握正确地面对生活中的问题、解决生活中的困扰的方法；学会与各种情绪相处，增加忍耐力；治愈心理创伤，以及因心理痛苦引起的生理不适；增强面对痛苦、不幸、灾难的勇气，在痛苦中依然保有一颗积极向上，追求快乐、幸福的初心；在平凡的生活中挖掘小惊喜，用心让平凡的生活开出花来。

个体咨询是指咨询员对单独一名强戒人员提供的咨询。进行个体咨询，可以使咨询员更好地掌握强戒人员的情况，分析其苦恼的原因，帮助其寻找解脱的良策，引导、激励强戒人员走出心理误区、顺利脱毒。这既是对强戒人员进行个体咨询的目标，也是个体咨询的意义所在。

在特殊群体中，如戒毒人员，其心理问题更为突出和普遍。戒毒人员由于长期受到心理问题的困扰，需要专业的心理矫治帮助，以改变错误认知、树立成功戒毒信念，消除不良情绪和成瘾心理，重塑人格，从而实现成功戒毒的目标。

2．在强戒所中进行个体咨询的可行性及基本要求有哪些？

研究表明，吸毒与某些精神症状是有关联的，例如抑郁症、焦虑症。长期吸食毒品会导致或加剧精神症状。在心理咨询和药物的共同作用下，引导强戒人员正确认识吸毒行为的成因和毒品的危害，充分发挥其主观能动性，从生理和心理上摆脱毒瘾的控制。这就要求咨询员了解强戒人员的心理行为特点，始终坚持共情、友善、尊重、共同成长、教育启发等原则，学习了解各种咨询技术，帮助他们成长，重构社会角色，逐步摆脱对毒品的心理依赖。

在进行心理矫治工作时，从事心理咨询工作的民警需要形成科学的工作机制，并注意以下几点。

（1）以人为本。

必须重视吸毒者的情感和需求，与他们建立情感交流，进行情绪调节，释放他们的心理压力，给予心理安慰和生活关心，消除其心理隔膜。同时，加强思想引导和信念教育，促使他们走出思想观念的盲区，真正实现科学、规范、成功戒毒的目标。

（2）指导和教育。

对戒毒人员进行戒毒方法、矫治流程、心理戒毒等方面的指导，帮助他们明确戒毒目标，树立戒毒信心，最终彻底戒毒。同时，进行行为规范、生活规范和学习规范教育，促使他们养成良好的行为、生活、学习习惯，这是科学、规范、成功戒毒的基本方法。

（3）体能锻炼。

通过队列、体操、跑步等措施加强戒毒人员的体能锻炼，缓解心理压力，加速生理康复，巩固生理脱毒成果。

（4）系统教育。

根据戒毒人员的实际情况，有计划、有目的、有针对性地开展法治、道德、时事政策、禁毒教育以及性病、艾滋病等防控警示教育。矫正错误思想，是成功戒毒的重要途径。

3. 强戒人员个体咨询分为哪几个阶段？

在情绪消沉阶段的心理治疗中，需要采取以下主要做法。

（1）剖析思想根源。

了解戒毒人员悲观、消沉的情绪产生的原因，例如环境适应因素的改变、生理难受引起的焦虑、对改善生活的渴望等，为后续戒毒人员的心理矫正工作奠定基础。

（2）行为矫正。

强调对戒毒人员的行为养成管理和恶习矫正。通过加强养成教育、体质锻炼、情绪释放、心理辅导等方式，帮助他们建立良好的行为、生活、学习习惯，并掌握科学的戒毒方法。

（3）情绪调节。

提供情绪调节的方法和技巧，例如理性思维法、借鉴参考法、情志转移法、自我暗示法、忘却法、宣泄法、交流咨询等。通过这些方法，帮助戒毒人员调节自我情绪，缓解心理压力，找到解决问题的方法。

（4）建立情绪互帮小组。

在专业民警的指导下，建立情绪互帮小组，通过相互之间的安慰、开导、关心、帮助和提醒，消除不良情绪。这种小组的建立有助于戒毒人员之间的情感交流和支持，促进心理康复的进程。

综合运用以上方法，可以有效地帮助戒毒人员克服情绪消沉，树立信心，更好地适应戒毒生活，并在心理上得到全面的矫治和康复。

在心理矛盾阶段的戒毒治疗中，采取以下措施可以有效帮助戒毒人员走出心理困境。

（1）挫折心理教育。

帮助戒毒人员正视、接受、积极应对现实生活中的挫折。通过教育和引导，让他们意识到挫折是生活中不可避免的一部分，学会以积极的心态去面对和解决。

（2）惰性恶果心理教育。

启发戒毒人员认识到消极和堕落会带来更严重的后果，强调只有正视、接受并积极面对现实生活中的困境和挑战，才能有转机和改变。

（3）自信心教育。强调培养戒毒人员的自信心，帮助其控制情绪，纠正恶习和错误，培养健康心态和积极个性，以减少或避免消极、错误的认知和行为，从而树立起自信心。

（4）戒毒模式训练。

在专业民警的指导下，进行戒毒模拟训练，以锻炼和培养戒毒人员的毅力和戒毒信心。这种训练可以提供一种模拟情境，帮助他们更好地应对真实生活中的诱惑和挑战。

（5）反弹干预。

当戒毒人员出现情绪低落、心理消极、自信心减弱、戒毒意志衰退等情况时，及时进行反弹干预。通过心理诱导、危机调停、劝慰鼓励等方式，缓解其心理压力，帮助其重拾信心，保持戒毒的决心和毅力。

综合运用以上心理治疗措施，可以有效地帮助戒毒人员克服心理困境，稳定情绪，增强信心，为他们的康复之路提供有力支持。

在承诺阶段的心理治疗中，可以采取以下方法来帮助戒毒人员巩固戒毒成果，保持戒毒信心。

（1）制订心理戒毒计划。

在专业民警的指导下，帮助戒毒人员制订和实施个性化的心理戒毒计划。包括设定明确的戒毒目标、制订有效的应对策略和行动计划等。

（2）实施心理戒毒措施。

组织戒毒人员制定和操作3～5项心理戒毒措施，通过互帮小组进行群体监督和互助，共同实施心理戒毒。这可以增强他们的戒毒毅力和自律能力。

（3）争取家人支持。

鼓励戒毒人员主动与亲友沟通，向他们汇报戒毒成效，取得亲友的鼓励和精神支持。家人的关心和支持对戒毒人员的心理戒毒过程至关重要。

（4）开展劳动教育和就业指导。

为戒毒人员提供就业或择业指导，帮助他们重新融入社会并建立稳定的生活来源。通过劳动教育，培养他们的职业技能和工作态度，增强自信心和自尊心。

（5）建立救济机制。

针对戒毒人员的家庭生活情况，建立相应的救济机制，解决其后顾之忧，减轻其经济压力，增强他们的戒毒信心和康复动力。

（6）开展心理戒毒调查。

及时进行心理戒毒调查，发现和解决戒毒人员心理戒毒过程中存在的问题，为他们提供更加全面和有效的支持和帮助。

综合运用以上方法，可以帮助戒毒人员在承诺阶段坚定信心，稳定情绪，巩固戒毒成果，最终实现成功戒毒的目标。

在重塑自我阶段的心理治疗中，要为戒毒人员回归社会提供重要的指导和支持，主要方法包括：

（1）家庭和社会志愿者的关心和帮助。

鼓励家庭和社会志愿者主动关心和帮助戒毒人员，给予他们理解、支持和鼓励，帮助他们稳定情绪，重新融入社会。

（2）加强拒毒心理建设。

戒毒人员要不断加强拒毒心理建设，建立有益的生活圈、工作圈和交际圈，避免与吸毒人员和毒品接触，增强戒毒意识，远离毒品。

（3）冷静求助。

在出现思想动摇、心瘾发作或毒友诱惑等情况时，戒毒人员应保持冷静，及时寻求亲属、益友、单位和公安机关的帮助和支持，避免陷入毒品的诱惑和危险。

（4）建立联帮联教机制。

建立家庭、社区、单位和公安机关四位一体的帮教机构，通过建立社会帮教联系卡、开展戒毒自我保护和宣传教育等活动，对戒毒人员进行监控和辅导教育，巩固他们的戒毒成果，帮助他们增强戒毒意识和自我保护能力。

综合运用以上方法，可以有效地帮助戒毒人员在重塑自我阶段巩固戒毒成果，重新融入社会，实现自我价值和健康发展。

4．强戒人员一般会存在哪些心理问题？应如何应对？

从强戒人员吸毒、戒毒、复吸的过程不难看出，强戒人员一般会存在两方面的心理问题。

（1）心理依赖性强。

心理依赖性强是强戒人员在戒毒过程中的一个挑战。这种依赖包括对毒品的生理和心理依赖，其中心理依赖具有持久性和难以克服的特点。即使经历了一段时间的生理脱瘾和康复治疗，强戒人员仍然可能受到内心深处心理依赖的影响，导致在特定情境下产生强烈的吸毒欲望和冲动。

这种心理依赖的顽固性是多方面的原因造成的。首先，强化学习的作用使得戒毒人员通过不断获得毒品带来的快感和缓解戒断症状的效应，建立起对吸毒行为的固定模式。其次，情感记忆的影响也对心理依赖的形成起到重要作用，特定的环境因素或情感体验可能唤起戒毒人员对吸毒的记忆和渴望。此外，对香烟等其他物质的依赖也可能成为心理依赖的替代，因为它们能够在一定程度上模拟吸毒的快感和体验。

因此，针对心理依赖的顽固性，需要综合采取多种方法进行干预和治疗。除了生理脱瘾和康复治疗外，还需要进行心理矫治和心理辅导，帮助戒毒人员认识和理解自己的心理依赖，掌握应对和调节心理依赖的方法。同时，建立支持系统和帮助机制，包括家庭、社会志愿者以及专业医护人员的支持和关爱，有助于戒毒人员渡过心理依赖期，最终实现成功戒毒和康复。

（2）人格和心理变异明显。

毒品对强戒人员的人格和心理产生了显著的影响，表现为多方面的变异和失调。这种影响不仅体现在思维、行为和情绪方面，还涉及意志力、注意力、记忆力、耐受力等重要心理特征的受损。具体来说，吸毒导致强戒人员出现了反社会性、情绪不稳定、易冲动、缺乏责任感、羞耻感、伦理道德扭曲等不良特征。此外，一些强戒人员还可能出现抑郁、自卑、性心理和性行为异常等病态心理特征。

这些心理变异和失调是多种原因引起的。首先，毒品的强化学习效应使得吸毒行为得到正负强化，形成了持久的行为模式，进而影响了强戒人员的人格和心理。其次，毒品的副作用对生理和心理的影响使得强戒人员处于一种持续的紧张、恐惧、焦虑、烦躁、孤独、空虚状态，进一步加剧了心理的失调。最后，社会和家庭对吸毒人员的负面评价也会加重他们的心理负担，导致他们产生自卑、逃避现实等不良情绪和行为。

戒毒研究表明，大多数强制戒毒人员在吸毒前就存在一定程度的人格缺陷和障碍。吸毒后，这些缺陷和障碍进一步加剧和扩大。由于这些人格缺陷和障碍的存在，强制戒毒人员更容易陷入毒品问题，并对戒毒过程产生巨大阻力。因此，针对强戒人员的心理变异和失调，需要综合采取多种措施进行干预和治疗。这些措施包括心理矫治、行为干预和社会支持等，旨在帮助他们摆脱毒品的影响，重塑健康的人格和心理状态。

在戒毒所戒毒期间，强戒人员的心理活动复杂多变，常常出现心理矛盾和冲突，这给他们的心理健康带来了挑战。实践中发现，初次吸毒的人员在戒断了生理上的毒瘾后可能会对前途充满信心，但随后可能面临心理上的挑战和困难，导致情绪低落，变得沮丧和失望。这种现象表明，强戒人员缺乏正确认知方式和良好心理素质，不能有效地进行自我调控，缺乏面对挫折的心理准备，从而加剧了他们的心理问题。

要解决强戒人员的心理问题，可尝试建立心理治疗综合矫正体系。调查结果显示，心理不正常是强戒人员最常见的变化过程，其心理状态逐渐向不健康状态转变，表现为消极态度、悲观抑郁、意志缺乏、个性方面的表现异常等特征。这些心理问题严重影响了他们戒除毒瘾的决心和信心，同时也给民警的管理教育带来了困难。

因此，建立心理治疗综合矫正体系显得尤为重要。这个体系应该包括医学、心理学和社会学等多方面的知识，通过行为、认知和人格等方面的矫正治疗，帮助强戒人员解决心理问题。在实施心理治疗过程中，应该采用从易到难、循序渐进的方式，针对不同的个体和情况进行有针对性的干预。这种综合矫正体系有助于强戒人员逐步恢复健康的心理状态，提高戒毒成功率。

第一，采用理性情绪疗法帮助强戒人员纠正错误认知。从某种意义上来说，吸毒本身就是一种变态行为，而且在导致其行为产生的原因中，环境因素影响很大。改变吸毒习惯、戒除毒瘾的关键之一就是改变环境条件，根除环境因素，而行为治疗方法既强调以行为为中心，治疗目标直取行为本身，又强调环境等外在变量的作用。行为治疗的目标是改变被治疗者的行为，对于吸毒行为也不例外。然而，仅仅使吸毒行为暂时消失并不是戒毒成功的终极目标，更重要的是让他们终身不再吸毒。为了实现这一目标，我们要着眼于帮助强戒人员纠正错误的认知，帮助他们克服非理性的自损观念和行为，培养长期的、真实的幸福追求，而不是短暂、虚幻的快乐。吸毒者往往因为感到空虚、无聊、失败而寻求毒品的满足。通过理性情绪疗法，可以帮助他们树立积极的价值取向和目标，从而改变他们的行为。同时，还可采用讲座、讨论会、示范等治疗方式，教会他们运用理性的思考方式去取代非理性的思考方式。

第二，借助心理治疗和心理咨询帮助强戒人员矫正人格偏差。吸毒者染上毒瘾的原因可能很多，反复吸毒不能戒断心理依赖的原因也有很多，这些主观和客观的因素，在每个吸毒者身上都起着不同的作用。然而，有一个共同因素导致反复，那就是吸毒者的人格问题。不可否认，吸毒与社会环境和家庭环境有着密切的关系。但为什么在相同的环境下，有些人不吸毒呢？为什么同样在心理依赖的驱使下，有些人能彻底戒掉呢？主要是因为吸毒者普遍具有某些不利于社会适应的性格特点，以及情绪低落、逃避现实、自我评价低等问题，这些都给戒毒过程带来了困难。针对这些问题，我们可以通过控制情绪、改变生活习惯等方式进行干预。除了要求吸毒者增强戒毒决心和毅力外，还需要综合了解他们的心理状态，这对于制订有效的治疗计划至关重要。通过建立完整的行为—认知—人格心理治疗体系，可以帮助戒毒者纠正不良行为和偏差人格，形成新的行为模式，增强抗毒能力，恢复心理健康，最终彻底摆脱毒品。

5．本书主要涉及哪些个体咨询技术？

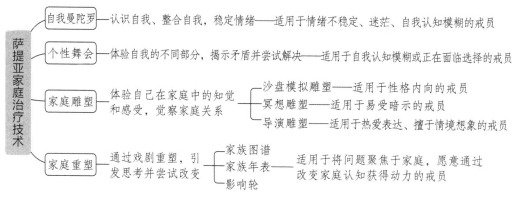

图7.1　萨提亚家庭治疗技术

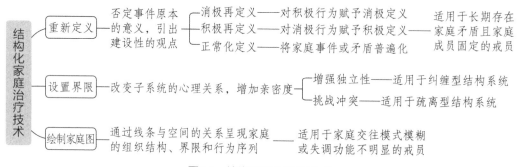

图7.2　结构化家庭治疗技术

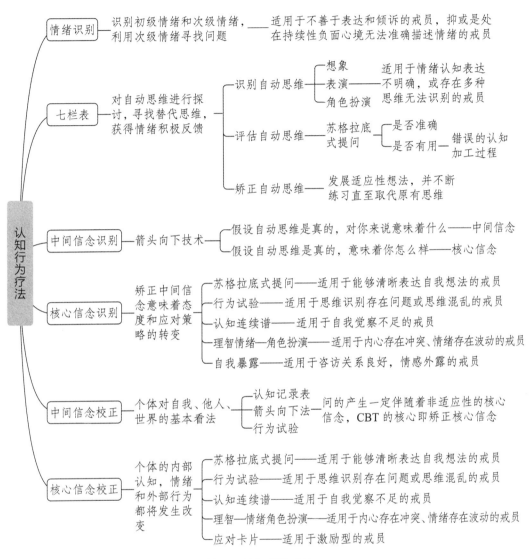

图7.3　认知行为疗法

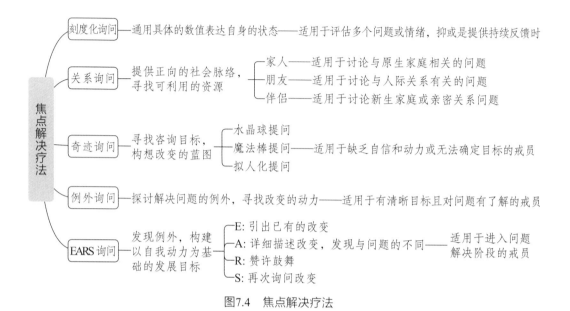

图7.4　焦点解决疗法

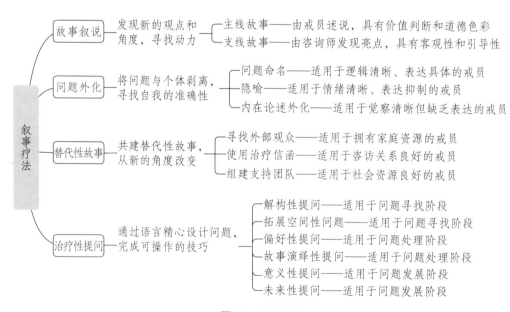

图7.5　叙事疗法

二、以家为核心个体矫治实施

1. 萨提亚家庭治疗技术

1）技术点1：自我曼陀罗

自我的曼陀罗描述了萨提亚的一个核心概念，即资源普遍存在于所有人类个体身上。尽管每个人各具特色，但是他们持有的基本资源却是相同的。对萨提亚来说，这一观点意味着"不论去到世界的哪一个角落，我从来不会问自己'我是不是正在寻找某些自己从来没有发现过的普遍存在的东西'，但是我会去寻找各种各样的变式，我也总会知道事物的核心是什么。"萨提亚关于曼陀罗的图画包含八个同心圆，它们的中心就是"我是"，其中"我"代表每一个人类个体——一个人，一个神圣而有尊严的自我。

自我曼陀罗技术

❓问题一：自我曼陀罗8个圆环的意义

（1）每一个"我"，不论肤色、性别、信仰和文化背景，都居住在一座圣殿：我们的身体。所有物理的部分都被囊括其中，构成了我们存在的基石。

（2）"我"被赋予了一个强大的工具——大脑，它不仅是智力的源泉，还掌管着思维、组织、逻辑的使用。同时，大脑也是情绪、创造力和感性的发源地。

（3）作为人类，每一个"我"都拥有丰富的感受和情绪，这是我们与生俱来的能力。

（4）所有的人类个体都具备感觉的能力。当我们思考感觉通道时，可能会想到眼睛、耳朵、嘴巴、鼻子等器官，以及皮肤上的数百万个毛孔，它们都能接收和传递信息。

（5）在"我—你"维度中，交互作用是核心。人类并非孤立存在，我们总是处于各种关系之中。当卵子与精子结合，创造新生命时，就发生了一次深刻的"我—你"交互作用。

（6）接下来是养育的环节，我们通过摄入液体和固体来滋养身体，这是生存的基础。

（7）情境是我们生活的另一个重要方面，它包括光线、声音、空间，以及时间、运动、颜色和温度等因素。情境总是存在于当下，是我们直接体验现在的唯一方式。

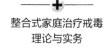
每个情境都会对我们产生影响，同时我们也在影响着情境。

（8）最后是灵性，这是我们内在的生命力量。它让我们能够与他人、与宇宙的能量相联结。

在处理这八个部分时，我们往往表现得好像它们是相互独立、分开的。然而，萨提亚强调了一个平衡、协调的方式，认为每个部分都具有同等的价值，彼此联系和依赖。任何后果（症状）都需要作为构成曼陀罗的八个部分和合成物被分析、理解和接纳，并与一个持续的转化过程相联结。对自我完善的追求构成了这八个成分内部作用的基础。

❓问题二：自我曼陀罗的使用情境

我们拥有的并不是一个简单的因果式回答，而仅仅是一个发现的过程。当我们了解并接纳了自己所有的部分，我们就拥有了这些部分相互作用产生的灵性。有时一个部分会凸显出来，有时又会是另一个部分。如果我们能够记得它们都是互相联结的，就能从中受益。所以，当某个事件发生的时候，我们可以问问自己有关那八个部分的问题。我有多爱我，热爱我的生命力量？当我在吃饭、思考和感受的时候，我的表现如何？我的身体正在做什么？我与他人互动和交流的方式是什么？如果我们忽视、否认或拒绝任何一个部分，可能会感到压力，这为我们提供了自我挑战的机会，让自己去理解所有这些部分之间的关系，去寻找重新看待自我、看待自我当中的内部关联的机会和可能。这样，不只是让我们发现自己哪里做错了，也让我们可以关注那些令自己困惑或喜悦的部分，以及它们提供给我们的新的选择。

❓问题三：自我曼陀罗工具的使用

工具1　曼陀罗问题卡

> **问句**
>
> a. 你是怎样生活的？
> b. 你通常吃什么？
> c. 你与哪些人保持联系？

d. 哪些事物能激发你的想象力和梦想?

e. 你对自身的感觉怎样?

f. 你对身体的态度如何?（你是否给予身体足够的机会和关注?你如何看待自己的身体,是否认为它是需要关爱、理解和尊重的圣地?）

g. 你的想法是什么?你是在寻找"正确的方式",还是想给自己一个发挥创造力的机会?

工具2 自我曼陀罗图

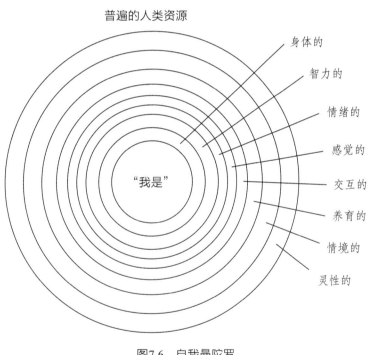

图7.6 自我曼陀罗

工具3 自我曼陀罗记录卡

注意事项:

萨提亚使用"曼陀罗—自我环"的八个层面来描述她对于"自我"的概念。这个模型可以激发我们,并以我们的精神状态影响周围的人,进而激发我们对生命和生活的热情。它涵盖了一个人内在与外在的概念,包括我们所知道的与我们不知道的。

今天,让我们一起了解作为人类,我们的各部分机体是如何运作的。通过这个过程,我们可以认识到自己是多么珍贵,意识到人类是造物主的宠儿。

萨提亚认为,"曼陀罗—自我环"的八个层面在所有文化中都能找到共通之处。每一种层面都有多种表达方式。她希望我们明白,我们是透过自己的滤镜来体验世界的,并且对我们经历的一切赋予意义。

❓问题四: 可能会遇见的问题

(1)戒毒人员对刻度化的认识仍然不清晰,他们不确定如何给自己的恢复进程评分。为了解决这个问题,可以通过列举一些其他事件并与之进行对比,让戒毒人员感受到这些事件对自己生活的影响程度。随后,通过这种对比,帮助他们总结出当前面临问题的适当分数。

💼 案例

咨询师: 你说你觉得对孩子很亏欠,这是最让你难受的事情,那如果用 0~10分来打分,你会为这种难受打几分呢?

戒毒人员: 我不知道,我只知道难受,你突然让我打分,我还真打不出来。

咨询师: 那你还觉得亏欠其他人吗?

戒毒人员: 有啊,很多人,我的父母和妻子,我都觉得很对不起他们。

咨询师: 那比较起来,对孩子的亏欠和对父母、对妻子的亏欠,你觉得哪个更多呢?

戒毒人员: 我知道了,对比起来,我会觉得更对不起孩子,想起孩子在我离开时满脸天真地让我早点回家,我就非常非常难受,这种难受我觉得要打9分。

（2）当戒毒人员面对连续且具体的问题时，他们可能察觉不到自身的变化。即使给出了相同或相近的答案，他们也很难描述出具体的体验。如果咨询师能明显感觉到戒毒者有所进步，但戒毒者自己却未意识到这一点，这通常意味着他们对自我的认识还不够深刻，同时也缺乏对自己能够改变的信心。在这种情况下，重要的是要让戒毒者明白，随着时间的推移，他们的评估结果应该是有所变化的；同时，通过采用类似于问题卡5、6、7这样的开放式问题引导对话，可以增强其自信心。

❤ 案例

戒毒人员：我今天给自己的状态打3分。

咨询师：　跟上次一样，是觉得完全没有变化吗？

戒毒人员：我还是觉得很糟糕，上次刚回去时心情好一些，但是没多久又回到以前那种状态了。

咨询师：　那你对比上一次来这里和这一次来这里时的状态，有差别吗？

戒毒人员：还是有一些吧，至少我现在脑子没有那么混乱了。

咨询师：　那你为这种"至少"能打出多少分的提升？

戒毒人员：0.5分吧，也没有很多。

咨询师：　好，那我们今天的分数就是3.5分，比上一次好了，这不是个好消息吗？

戒毒人员：是好一些，但是不够啊！

咨询师：　没关系，这一次我们得了3.5分，下一次我们或许就是4.5分或者5.5分。

戒毒人员：希望是这样吧！

2）技术点2：家庭雕塑

家庭雕塑是萨提亚模式中常用的一种重要家庭治疗技术。它类似于雕塑艺术，即利用空间、姿态、距离和造型等非言语方式生动形象地再现家庭成员之间的互动关系及权力斗争情况。通过不同的外在动作和表情，家庭成员能够代表自己所体验到的观点和感受。借助这种形象化的演示，有时还会辅以关键的言语，从而呈现出家庭的动力机制。

❓问题一：家庭雕塑的功能

（1）最明显的功能是作为探索或显示隐藏的或不清晰的动力（Constantine，1978），可增强对自我与家庭动力的觉察（Lawson，1988）。

（2）可强化非口语经验，减少理智化（Lawson，1988）。

（3）在持续的治疗过程中用来进行临床诊断与介入策略的评估（Luann，1991；Constantine，1978）。

（4）行为的呈现比口语的描述更能精确反映家庭的沟通，且过去的经验可活跃于现在。（Satir & Baldwin 1983）

（5）在训练课程中用来促进个人的成长与发展（Luann，1991）。

（6）为受训者示范表达性、经验性方法的训练技术（Luann，1991）。

（7）在家庭重塑的过程中，会运用许多身体雕塑的方法来传递各种不同的内心状态或人际互动模式。这是一种非常具有影响力的技巧。它能够刺激雕塑者的知觉系统，并通过身体直接引发内在的深层感受。同时，这种方法还可以帮助其他成员快速地了解并同理雕塑者的心境。

（8）雕塑最大的优点在于能够通过肢体行为生动地展示家庭沟通的场景，这种方式比单纯的语言描述更深刻。此外，它还能让我们在当下重温往昔的家庭经历。（Satir & Baldwin，1983）。

❓问题二：家庭雕塑的使用情境

（1）Satir经常以雕塑为媒介，通过创造夸张的沟通姿态（如讨好、指责、超理智、打岔）来探讨这些姿态背后的意义。她会先让参与者摆出某种特定的沟通姿态，然后询问他们处于该位置时的感受。接下来，她会邀请大家以一种更加放松的状态再次呈现自己的沟通方式，并最终引导他们学习更为一致有效的沟通技巧。（Loeschen，1998）。

（2）有力地矫正治疗过程中的滞碍与拖延现象（Constantine，1978）。

（3）当学生审视其原生家庭时，可以用来识别并处理过度的口语化、理智化、防御机制及投射性指责（Luann，1991）。

（4）在家庭与婚姻咨询的临床实践中，可以有效改善受训者的情感反应和反移情问题。

❓ 问题三：家庭雕塑的类型

（1）原生家庭的雕塑：包括父亲、母亲和自己的三角关系，以及可能的其他兄弟姐妹。

（2）工作伙伴的雕塑：包括同事、协同工作者、雇员、雇主、监督者以及其他支持工作环境的人员。

（3）支持团体的雕塑：为个案提供爱与支持的人，例如朋友、资助者、知己或治疗师。

（4）延伸家庭的雕塑：涵盖大家庭或祖孙三代的成员。

（5）自我面貌的雕塑：帮助个案识别并整合自身多方面特性的过程。

（6）当前家庭环境雕塑：涉及那些在日常生活中与个案保持紧密联系的人群，比如亲生家庭成员、其他亲属、合住室友或者属于个案个人空间下的家庭成员（配偶、子女）、已故前伴及前度恋人等。这能够体现出个案当下所处的生活环境及其情感状况。

❓ 问题四：家庭雕塑的步骤

（1）设景。要求雕塑者选择一个能引发强烈情绪的特定事件或时间点。催化者可以询问房间或房子的大小、形状、颜色、光线、气氛、温度以及地板与墙壁的质地等问题。这样一方面可以帮助个体放松，另一方面也能让他们更好地回到当时的情景中去。

（2）选择角色扮演者。雕塑者应在团体中挑选出与原生家庭成员（如父母、兄弟姐妹及自我）具有相似身体特征或其他特点的人来担任角色。

（3）创造雕塑。

第一，催化者需要指导雕塑者向每一位参与者说明他们在扮演特定人物时所需了解的信息，比如这个角色的性格特点、姿态、面部表情以及重要的非言语行为等，以此来帮助参与者更好地感知到真实的家庭氛围，同时也加深了雕塑者对自己家庭成员的理解（Lawson，1988）。

第二，雕塑者应该根据每个角色的特点安排他们处于特定的空间位置上，并通过手势、表情等方式表现出与其他家庭成员之间的关系模式，包括但不限于距离感、亲密程度、接触方式等，这些都是反映家庭动态的关键因素之一。

第三，在整个过程中，雕塑者还应当给予参与者适当的引导和支持，确保每个人的感受都能得到充分的尊重和认可；同时，建立良好的互动关系也是非常重要的，这有助于提高整个过程的质量。

第四，针对可能出现的问题，催化者还可以准备一些问题供雕塑者和其他重要家庭成员讨论使用。

第五，催化者要夸大家庭雕塑并使用重复性来强化情感。

第六，以安慰的音调与适当的碰触来支持雕塑者。

第七，保护雕塑者避免过度负荷。催化员必须对雕塑者持有极高的尊重，以防止其他人的分析或认知打断这一经验性过程。

第八，当雕塑者以新的观点面对家人时，团体成员帮助雕塑者做出选择（Lawson，1988）。

第九，若时间允许，让雕塑者创造一个新的雕塑，描述一个更健康、更有功能的安排。这样做可以强调增加选择、希望及强化雕塑者。

（4）探讨雕塑的过程。

第一，雕塑者与其他参与者接受询问，以帮助他们回到现实。

第二，随着雕塑的进展，新的觉察会增加。这有助于雕塑者对原生家庭已发生的事件有更深的知觉、解释和反应。同时，家庭中的模式、界限、三角关系和同盟关系也会更加清晰地展现出来。

第三，代理人、催化者、团体成员为雕塑者提供积极的反馈。

第四，催化者应避免对雕塑者的事实进行解释或重新框定。因为雕塑者自行觉察到的情况，通常比催化者从外部强加的观点更具说服力。

第五，我们建议深入探讨家庭雕塑中存在的问题。

第六，每位角色扮演者需分享在指定角色与位置中的感受。观察者则描述角色扮演者以及雕塑者的口语和非口语行为，并检查这些行为背后所反映的内在经验。

第七，鼓励观察者分享在此过程中被触发的个人经验和感受，而不是对雕塑者的经验进行评估。

❓问题五：家庭雕塑工具的使用

工具1　雕塑指导语

家庭网格工具

> **问句**
>
> a. 你妈妈应该站在哪里？你爸爸呢？
> b. 你妈妈采取的姿势是什么？坐、站、跪下、躺下或其他？你爸爸呢？
> c. 你妈妈脸部的表情是什么，你爸爸呢？
> d. 他们是否会相互接触？如果会，是如何接触的，接触的部位是哪里？
> e. 他们会相互说些什么？
> f. 这个雕塑的标题是什么？
> g. 这个雕塑保持这种状态已经多久了？
> h. 处于家庭中的这个位置，你感觉如何？
> i. 你认同这是家庭的功能吗？

工具2　重塑问题提问卡

> a. 你想看到什么改变？
> b. 为了让自己舒服一点，什么需要改变？
> c. 你想维持什么模式？
> d. 你需要这个家发生什么？
> e. 如果这些模式将改变，谁会获得或失去最多？
> f. 你如何雕塑他们来呈现你希望他们成为的样子？

注意事项：

家庭雕塑是一种强有力的介入方式，但在使用时，引导者需要注意以下限制：治疗师越是能够整合自己的生命经验，就越能发挥出引导雕塑的创造力。通过运用自己在原生家庭成长过程中积累的能力，并在意识到自身存在障碍的地方进行努力，可以提升其工作的有效性和创造性（林沈明莹、陈登义、杨蓓，1998）。此外，想象力也是实现创新变化的一个重要因素（Constantine，1978）。参与者还需对非言语沟通如空间位置感及身体动作感到舒适且熟练，这要求通过持续训练来掌握适当的人际间距技巧（Constantine，1978）。其他潜在挑战还包括时间消耗较大；组织多人参与可能

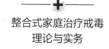

面临障碍；有些人可能会因为觉得不切实际或者感受到威胁而不愿参与；对于儿童来说，在安排成年人角色时可能会遇到难题（可以通过使用带有人物图案的软木板帮助解决）。

3）技术点3：家庭重塑技术

家庭重塑是萨提亚发展出来的一种极具治愈性质的技术，也是其家庭治疗模式中主要的改变手段之一。该技术的目标之一是为参与者提供一个机会，让他们能够暴露出自己僵化的信念、有限的觉察能力以及误解他人的方式。通过这个机会，参与者可以重新审视自己和其他家庭成员，体验到其他成员接纳和关爱的真实意图。萨提亚深刻地认识到，人们的应对方式是在他们最脆弱的时期（即出生到五岁）学会的。在这个年龄段，人们缺乏足够的信息来判断所学方法的有效性和局限性。由于这是最初的学习经历，并且发生在一个非常脆弱的阶段，这些经验几乎都会被铭记在心。然而，无论年龄多大，大多数人都有能力学习新的思考方法和行为方式。

家庭重塑的过程首先从引导案主了解自己的家谱图、家庭编年史以及影响轮开始。一旦背景变得清晰，就会进入经典的家庭重塑阶段。

❓问题一：家庭重塑技术的步骤

（1）雕塑案主的原生家庭。

雕塑案主原生家庭的目的是形象地将案主的原生家庭动力外化。雕塑完成之后，询问案主看到这个外化的表达之后有哪些感受、什么样的想法等。

（2）雕塑案主父亲和母亲各自的原生家庭。

雕塑的目的在于促进案主对父母的接纳。完成雕塑后，请扮演案主父母角色的成员分享他们当下的内心体验和感受。这种分享可能是案主生平首次体验到的，有助于拓宽案主对父母认知的范围。通过这一过程，案主将有机会了解其父母的成长历程、梦想、希望以及那些未曾实现的期待。这样的经历能够促使案主在更大程度上接纳自己的父母。

（3）雕塑案主父母的约会、求爱和婚礼的场景。

这个过程是让案主清楚地看到父母各自的愿望和梦想，案主也会看到父母双方各自带入婚姻的应对模式，以及这个应对模式对他们亲密关系的影响。这时候，咨询师可以询问案主对早期家庭经历的感受、想法等，这个感受和想法将为接下来重新雕塑案主的原生家庭提供更多帮助。

（4）重新雕塑案主的原生家庭。

在分析一个家庭的动态时，如果案主的原生家庭中有多个孩子，我们需要从第一个孩子的出生开始观察。这样做可以清晰地展示出随着每个新成员的到来，家庭动力是如何变化的。这一过程有助于我们理解案主如何形成自己的应对策略和生存模式。

❓问题二： 家庭重塑技术的目标

（1）案主用语言表达出任何未被满足的期待和渴望。

（2）描述对这个未满足的期待和渴望的感受。

（3）案主对父母分别表达他所看到的父母的能力和限制，由此接纳父母，和父母重新建立联结。

（4）在更高水平上，更接纳自身的人格特点，也更接纳父母的人格特点。

（5）接纳自己和父母的相似性以及差异性。

（6）接纳父母作为普通人竭尽所能的努力。

（7）带着高自尊更接纳自己，并向父母分享对自己的接纳，让父母知道，自己已经放下了过多对父母的期望。

❓问题三： 家庭图谱的使用情境

我们拥有的并不是一个简单的"因果式"回答，而仅仅是一个发现的过程。当我们了解并接纳了自己所有的部分，我们也就拥有了由这些部分交互作用产生的灵性。有时一个部分会凸现出来，有时又会是另一个。如果我们能够记得它们都是互相联结的，就会使自己受益。

因此，当某个事件发生时，我们可以问一问自己：我有多么爱我自己，爱我的生命力量？当我在吃饭、思考和感受的时候，我是如何表现的？我的身体在做些什么？我是怎样与他人进行互动和交流的？

如果我们正在通过忽视、否认或是拒绝的方式来消极地知觉八个部分当中的任何一个，那么我们很可能正在经受某种压力，而这也就给了我们一个自我挑战的机会，让自己去理解所有这些部分之间的关系，去寻找重新看待自我、看待自我当中的内部关联的机会和可能。这样，不仅能让我们发现自己哪里做错了，也让我们关注那些令自己困惑或喜悦的部分，以及它们给我们提供的新的选择。

❓问题四：家庭图谱工具的使用

工具1 家庭图谱

绘制原生家谱图

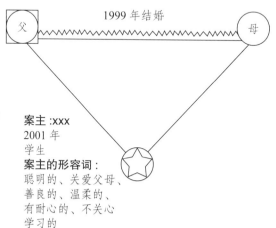

父亲:XX
1971 年
硕士
公司高管
父亲的形容词：
控制的、理性的、
严格要求的、勤奋
的、上进的
父亲的应对姿态：
超理智

1999 年结婚

母亲:XXX
1974 年
高中
中介公司负责人
母亲的形容词：
性格急躁的、
不太顾家的、爱玩
爱闹的、不敏感的
母亲的应对姿态：
指责、打岔

案主:xxx
2001 年
学生
案主的形容词：
聪明的、关爱父母、
善良的、温柔的、
有耐心的、不关心
学习的

图7.7　家庭图谱

工具2 家庭图谱提问卡

1. 案主父母的基本信息
   案主父母的姓名、生日和出生地、结婚日期、目前的年龄或去世时的年龄、宗教信仰、职业、民族、受教育程度、业余爱好。

2. 案主对父母的评价
   至少用三个形容词来分别形容自己对父母的印象、父母在压力情境下主要的应对方式及次要的应对方式。

3. 案主对其他家庭成员信息的补充
   家庭里所有的孩子（包括出生后去世的），然后对出生后存在的孩子进行简略的提问。

4. 根据案主自己的主观体验描绘父母和祖父母持有的家庭规则、任何家庭模式、家庭的价值观和信仰（如对教育的价值观、对金钱的价值观等）、家庭秘密、家族的主题等。在画完整的家谱图之前，一般会先涉及案主的基本三角关系，也就是案主、案主的父母三方组成的图。

❓问题五：家庭影响轮的使用情境

（1）影响轮的形式很简单，就是以自我为中心画一个轮状的表，中间一个圆写上自我，周围很多圆，分别写上十八岁之前重要的人、事、物，并在相关的圆旁注明这些人、事、物给你的印象。自我这个圆两边各有一条线，左边写上形容十八岁之前的自己的形容词，右边写上形容现在的自己的形容词。

（2）在萨提亚的所有工具中，"影响轮"是最正向的一种。它特别适用于那些对自己评价较低、看待事物较为消极的来访者。通过使用影响轮，可以帮助人们发现自身的资源或者学会如何将潜在优势转化为实际可用的资源。

为了有效地运用这一方法，治疗师首先需要具备良好的自我接纳与欣赏能力，并且在日常生活中对待周围的人事物保持开放和积极的态度。换句话说，治疗师自身就成为一种治愈的力量源泉；因为真正起作用的不是工具本身，而是使用者的心态及其应用方式。

值得注意的是，即使是专业的治疗师也会经历个人的挑战与困扰，但他们能够从中寻找到希望之光以及解决问题的新途径。例如，在面对困难时，他们可能会想："尽管情况艰难，但我仍然找到了应对之道；我不仅克服了障碍，还能继续前行并处理好与他人的关系。"这种从逆境中汲取力量的能力是无法仅凭书本知识或技术手段获得的。

❓问题六：家庭影响轮工具的使用

工具1　家庭影响轮图

影响轮

仁慈的 +
退缩的 一
有创造力的 +

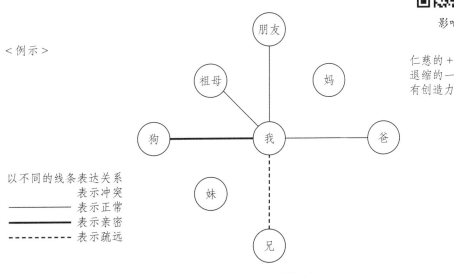

<例示>

以不同的线条表达关系
　　　　　　表示冲突
————　表示正常
━━━━━　表示亲密
- - - - - -　表示疏远

图7.8　家庭影响轮

工具2　家庭影响轮提问卡

1. 在纸的最中央画一个小圈，并写下自己的名字。记得，你永远都是世界的中心。

2. 在这个圈外开始画圈，每个圈都代表一个对你产生影响的人或物。影响圈与自我圈的距离是你感觉到的对你影响的程度，影响越大越靠近自我圈，影响越小则越远离。当然这里面肯定要包括你的爸爸妈妈，如果他们对你亲密，或者你感觉你对他们比较亲密，你就把他们画得离你近一些，如果你感觉他们对你疏远，影响较小，他们的圈的距离就跟你的稍远点。画出圆圈代表曾经影响过你的其他人或物。

3. 用线画关系。你跟他们的关系是怎样的呢？现在，在你的自我圈和他人圈中间开始画线来代表你们的关系。用线的粗细、长短、形状来描述你们之间的关系，是疏离还是亲密，是纠缠还是冲突，如我们上图里表示的那样。例如我和妈妈意见不一致的时候，我们就会打架，我就画上曲线，表示有冲突，我指责你，你也指责我。再例如我的音乐老师跟我说："无论你做什么，如果值得做的话，就把它做好。"这对我来说很重要。我们并没有太多的联系，她只不过是一个老师，所以我就不会在这上面画太多太近的线，但是也对我有影响。

4. 以你的感觉，给每个人加1～3个形容词，并为每个形容词标明是正向的或负向的，正向用"＋"，负向用"－"。例如，想几个词来形容一下我的妈妈，我想这样描述：她很有原则，对我来说这是一个非常正向的品质；她很大方，很慷慨，对我来说这也是正向的；她同时也很有控制欲，对我来说这是负向的。于是我在妈妈的圈旁边写下：有原则＋、慷慨＋、控制欲－。

5. 现在去看你画完的图，去看一看曾经对你产生影响的重要他人。萨提亚说，我们不能改变过去，但是我们能改变过去对我们现在的影响。现在你可以重新去选，你怎样看待这个影响？今天再去看看这些影响，看看在你生命里出现的这些人，你从周围的这些人身上学到了什么东西呢？你会不会告诉自己，你绝对不会像妈妈那样掌控，因为那曾经伤害过你。你可以决定以她为教材，选择自己的人生。

6. 给一个人写一封信。在你画的这个图里面选择一个你最想写信的人，然后写一封信给他。告诉他他是怎么影响你的，你从他那里学到了什么，今天你是怎么运用的，如果你已经改变了这些的话，用一封信的形式，对这个人表达你的感谢。

2. 结构化家庭治疗

技术点1：结构式家庭图

当治疗师在加入家庭后，运用呈现、倾听等技术手段，收集
有关家庭的信息和材料，以便对家庭的结构和功能做出评估。这个
过程也被米纽钦称为"家庭诊断"。在这一过程中，有一项重要的
技术就是绘制家庭图。家庭图是治疗师用图表的方式来绘制家庭内

结构式家庭图

部的关系模式。也就是说，用图式法来呈现治疗师所有关于家庭哪些交往模式是有效
的、哪些交往模式是失调的有关假设。

家庭地图是一个高效有用的简化评估工具，它为治疗师本人提供了一种清晰的组
织图式来理解复杂的家庭互动模式，而这种理解对于家庭治疗过程极为重要。正如米
纽钦和费施曼指出的那样："家庭地图显示了家庭成员彼此的相对位置。它揭示了结
盟或隶属关系、明确的或暗含的冲突，以及解决冲突中家庭成员进行组团的方式。它
确定引起冲突的家庭成员和起中介作用的家庭成员。这张地图还画出了养育者、医治
者和替罪羊。绘制出的子系统之间的界限表明了存在的何种运动，以及揭示了可能的
优势或功能失调的范围。"

结构式家庭治疗的家庭图与鲍文的系统式家庭治疗的家庭图不同。结构式的家庭
图描述的是家庭当前的互动模式，关注的是通过线与空间的排列，传递关于家庭的组
织结构、界限和行为序列的信息。而鲍文式的家庭图是来绘制至少延伸三代的家庭关
系图，寻找的是关于家庭代际的影响线索。

❓问题一：结构图中符号的含义

家庭结构图中所使用的符号有特定的含义，一般男性用方块表示，女性用圆来表
示。配偶关系用连线，实线代表已婚配偶，虚线代表未婚关系，从线段衍生出来的符
号，表示由此关系而来的孩子。分居和离婚则用一条反斜线和两条反斜线表示。

孩子的排列以出生时间的先后从左到右，死亡的孩子在方块或圆形图上画X来表
示。如果可能的话，还可以在图上注出每个人的名字和年龄，有关结婚、分居、离
婚、死亡等情况都可以用简单的符号来表示，如M'82可表示1982年结婚。

同时，还可以用一些简单的符号来记录某些生活中的重大事件，如出生、死亡、
结婚、离婚、分居、毕业、参军、住院、搬家、工作变动、意外事故、受伤害等，并

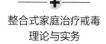

在家庭结构图的下方记录这些信息的来源和日期。通常，这张图还可以反映家庭人员之间的相互关系（见图7.9）。

男性 □　　女性 ○

年龄　　35（年龄可在方框中或圈内表示，在方框或圈内打 x 表示死亡）

婚姻关系　　　　　　　　　　　生活在一起

分居　　　　　　　　　　　　　离婚

孩子出生年份　　　　　　　　　收养孩子

流产　　　　　　　　　　　　　堕胎

怀孕　　　　　　　　　　　　　双胞胎

相互作用的方式：

特别紧密的关系：　　　　　　　密切的关系：

特别紧张的关系：　　　　　　　有冲突的关系：

松散和疏远的关系：　　　　　　关系不和或中断：

图7.9　家庭结构图

198

❓问题二：结构式家庭图的功能

（1）表达家庭的历史，家庭成员重大事件的体现。

（2）呈现婚姻、死亡、地位等摘要信息。

（3）呈现家庭关系。

基本呈现：家庭成员的基本情况、家庭成员缺失的呈现、家庭关系亲密或疏远。

（4）呈现代际传递信息。

疾病（癌症、精神疾病、智力等）、家庭观念（婚姻观、教育观、恋爱观、工作观、财富观等）、家庭传统（家庭暴力、吸毒、个性特点等）。

❓问题三：结构式家庭图工具的使用

工具1　结构式家庭图提问卡

身份信息（姓名、出生日期、地址等）

报告的理由

社会工作机构介入的原因

案主的问题或需要的陈述

案主的家庭背景

现在的家庭构成/家庭成员

和重要他人的关系

民族、宗教和精神性

生理功能、健康问题、营养、疾病、残疾、药物

教育背景、学校表现、智力功能

心理和情感方面的功能

优点、解决问题的能力和方式

工作情况、收入、工作经历和技能

住宅、邻居和交通

目前和近期使用社区的专业服务的情况

社会工作者的印象和预估

介入和服务计划

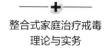
工具2　结构式家庭图

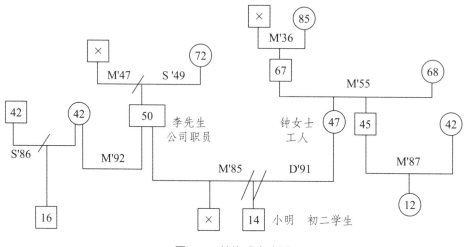

图7.10　结构式家庭图

3. 认知行为疗法

1）技术点1：放松技术

放松训练是一种旨在帮助个体从紧张状态过渡到放松状态的练习过程。这一过程包含两个层面的目标：一是实现肌肉的松弛，二是缓解整体的心理紧张。通过放松训练，不仅可以直接减轻肌肉的紧张感，还能间接降低整个身体的活动水平，促进心理层面的平静，进而维持机体内环境的平衡与稳定。

在所有生理系统中，肌肉系统是唯一我们能够直接控制的。面对压力事件时，紧张情绪会逐渐累积，增强个体的压力感受。此时，进行几分钟的深度放松练习往往比长时间的睡眠更能有效地缓解这种紧张状态。常见的放松方法包括呼吸放松、想象放松、静坐冥想以及自律性放松等。

❓问题一：放松训练的条件

精神专一：要求自己集中注意力。

被动态度：当分心时，告诉自己不理睬无关的刺激而重新精神专一。

减轻肌肉能力：选择一种舒适的姿势，缓解肌肉紧张。

安静的环境：处在安静的环境中，闭目减少外来的分心。

有规律地训练。

❓问题二：放松训练的种类及使用情景

呼吸放松法	
肌肉放松法	
想象放松法	

❓问题三：放松训练工具的使用

工具1　呼吸放松法指导语

1. 要穿舒适宽松的衣服，保持舒适的躺姿，两脚向两边自然张开，一只手臂放在上腹，另一只手臂自然地放在身体一侧。

2. 缓慢地通过鼻孔呼吸，感觉吸入的气体有点凉凉的，呼出的气息有点暖。吸气和呼气的同时，感觉腹部的涨落运动。

3. 保持深而慢的呼吸，吸气和呼气的中间有一个短暂的停顿。

4. 几分钟过后，坐直，一只手放在小腹上，另一只手放在胸前，注意两手在吸气和呼气中的运动，判断哪一只手活动更明显。如果放在胸部的手的运动比另一只手更明显，这意味着我们采用的更多的是胸式呼吸而非腹式呼吸。我们要加强腹式呼吸。用呼吸提示自己身上哪些部位还紧张，想象气体从那些部位流过，带走了紧张。达到放松的状态。人的肌肉紧张的时候，心理也会紧张，如果能让肌肉放松，那心理上也可以放松下来，而肌肉放松是我们可以通过锻炼做到的。肌肉放松法通过让人有意识地去感觉主要肌肉群的紧张和放松，从而达到放松的目的。你试一下这种感觉：将你的右手握成拳，攥紧些，再紧一些，然后感觉一下手和前臂的紧张状态，让这种感觉进到手指、手掌和前臂；然后放松你的手，注意紧张和放松之间的感觉的差异。你可以闭上你的眼睛再做一次，意识到那种紧张，再放松，让紧张感流走。肌肉放松的长远目标是使身体能够即时监督大量的控制信号，从而自动地缓解不需要的紧张。所以，我们可以试试这种方式：坐的姿势，拿掉一些束缚的东西，如手表。将注意力集中在每个肌肉群（手臂、脸和颈部，胸，肩，背，腹部，腿和脚），放松，试着察觉哪些部位还比较紧张，发送给这个肌肉群进行放松。用这种方法之前你可以先试一次放松这几个肌肉群的方法，在以后练习的时候可以回忆这些感觉。（紧张过后都要保持一会，感受紧张再放松）手臂：紧握拳头，向后弯曲手腕，手背和前臂紧张，放松肩（左右分开做，每次只耸一侧）耸起你的肩部向耳部靠拢。感觉和保持肩部的紧张。（暂停）让肩部放松。颈部：将头紧靠在椅背上。感觉颈部和后背的紧张，保持，然后放松，头向前向下伸，感觉颈前部肌肉的紧张，然后放松。胸部肌肉：深吸气，充满你的胸腔，憋一会。感觉整个胸部和腹部的紧张状态，保持然后放松。背部：将背往后弯曲，感觉紧张。放松腿部：伸直双腿，暂停5秒。放松脚部：注意小腿和脚，脚尖尽量朝上指，使你的小腿肌肉绷紧，然后放松。到最后还是要关注全身，如果觉得哪里还紧张，再发送信息，放松。放松以后，留一点时间感受放松状态，这个时候可以给自己一些暗示，比如说，我从五数到一，一的时候我睁开眼睛，很清醒，很宁静。

工具2　肌肉放松法指导语

1. 找到一个舒服的姿式，这个姿势使来访者感觉轻松、毫无压力，来访者可以靠在沙发上或躺在床上。
2. 要在安静的环境中进行练习，光线不要太亮，尽量减少无关的刺激，以保证放松练习顺利进行。
3. 手臂放松：伸出右手，握紧拳，紧张右前臂；伸出左手，握紧拳，紧张左前臂；双臂伸直，两手同时握紧拳，紧张手和臂部。
4. 头部放松：皱起前额部肌肉；皱起眉头；皱起鼻子和脸颊（可咬紧牙关，使嘴角尽量向两边咧，鼓起两腮，似在极度痛苦状态下使劲一样）。
5. 躯干部位放松：耸起双肩，紧张肩部肌肉；挺起胸部，紧张胸部肌肉；拱起背部，紧张背部肌肉；屏住呼吸，紧张腹部肌肉。
6. 腿部放松：伸出右腿，右脚向前用力，像在蹬一堵墙，紧张右腿；伸出左腿，左脚向前用力，像在蹬一堵墙，紧张左腿。

工具3　想象放松法指导语

选一个安静的房间，平躺在床上或坐在沙发上。闭上双眼，想象放松每部分紧张的肌肉。想象一个你熟悉的、令人高兴的、具有快乐联想的景致，或是校园或是公园。仔细看着它，寻找细致之处。如果是花园，找到花坛、树林的位置，看着它们的颜色和形状，尽量准确地观察它。此时，张开想象的翅膀，幻想你来到一个海滩，你躺在海边，周围风平浪静，波光熠熠，一

> 望无际，使你心旷神怡，内心充满宁静、祥和。随着景象越来越清晰，幻想自己越来越轻柔，飘飘悠悠离开躺着的地方，融入环境。阳光、微风轻拂着你。你已成为景象的一部分，没有事要做，没有压力，只有宁静和轻松。在这种状态下停留一会儿，然后想象自己慢慢地又躺回海边，景象渐渐离你而去。再躺一会儿，周围是蓝天白云，碧涛沙滩。做好准备，睁开眼睛，回到现实。此时，头脑平静，全身轻松，非常舒服。

2）技术点2：行为功能微观分析

所谓行为功能分析，是指在进行行为矫正之前，对引发来访者问题行为的起因、所带来的后果，以及来访者在这方面的动机与需求等进行评估。这样做的目的是更好地理解情况，并据此制订出针对性强且有效的治疗计划。具体来说，就是通过识别那些影响或控制问题行为的因素（既包括环境中的也包括个体自身的），来帮助专业人员确定最适合来访者的干预策略和方法。行为治疗的核心目标是消除患者的具体问题行为本身。

❓问题一： 行为功能分析的目的和意义

治疗师在帮助患者解决问题行为之前，首先要对患者的行为问题进行细致的了解和分析。患者的行为问题是属于习得的，还是由于其他的原因，比如躯体器官的病变或损伤？对于问题行为本身来讲是属于行为缺陷或不足，还是行为过剩？另外，周围环境怎样影响问题行为？问题行为所导致的后果与病人本身的动机，与引起问题行为产生的先行刺激有何关系等？这些都需要治疗师在行为治疗开始前进行全面了解。只有这样，治疗师才能找到正确的行为治疗方向，对症下药。

行为功能分析所针对的不是治疗的目标，而是找到行为治疗的方向。其主要作用是：

（1）找出来访者问题行为出现的原因，即问题行为出现的情境。

（2）分析问题给来访者带来的直接或间接的后果——获益性，即问题行为所带来的"好处"

（3）解释来访者问题行为的性质、形式和可利用资源。

（4）确定靶行为，即在以后的治疗过程中需要改变来访者问题行为中的具体目标或阶段目标。

（5）确定治疗方案和评估手段等。

❓问题二：行为功能微观分析的使用情境

重拟技术，即家长对孩子的问题行为做一种新的拟定，把某种往常认为是消极的、不合情理的行为，拟定为积极的、合乎一定情理的行为。例如，将妹妹的哭闹看作是想要积极解决和哥哥之间产生的矛盾和冲突的表现；把哥哥抢夺玩具的行为视为只是想要玩玩具的表现。当父母把妹妹和哥哥的这种行为看成是积极的行为后，对待孩子就会是另一种态度和教育方式。

积极动机内涵技术，即把孩子的行为动机想象为并非受到某种不好的，甚至很坏的动机的支配，而是受正确良好的动机所支配。例如，对于妹妹的哭闹和哥哥抢夺玩具的行为，父母既可以将孩子们的行为动机看成是独占欲强、不服气玩具被抢和不懂谦让，也可以将妹妹的哭闹看作是想要积极解决和哥哥之间产生的矛盾和冲突的表现，把哥哥抢夺玩具的行为视为只是想要玩玩具的表现。经验证明，对于孩子的问题行为，家长少从或不从消极的动机方面考虑，多从积极的动机方面去推测，更有利于对他们的教育。

积极功能内涵技术是指对孩子的行为要从积极方面去发现，研究它所产生的结果功能。妹妹的哭闹和哥哥抢夺玩具的行为，如果从积极的方面去认识，认为妹妹的或哥哥的这种行为可以提示父母在对孩子的教育方面还有不够完善的地方，起到促进父母进一步改进对孩子们的教育方法的作用，父母就会以积极的态度对待孩子。

❓问题三：行为功能微观分析工具的使用

工具1　行为功能微观分析卡

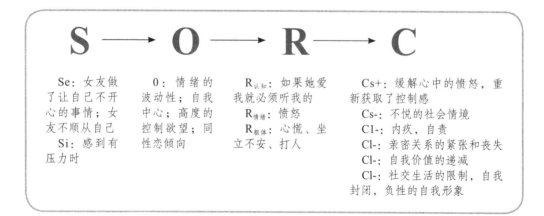

工具2　行为功能微观分析提问卡

靶行为：
诱因：
初始因：
维持因：
问题行为通常发生的情境：
问题行为不会发生的情境：
问题行为最初发生的情境：

注意事项：

（1）对靶行为的确定问题——可操作性。

（2）常常将刺激情境与初次刺激的初始因混淆。

（3）行为过程分析不全面、不深刻。

（4）对行为后果分析不到位。

3）技术点3：自动思维七栏表

在心理学中，自动化思维是一个广泛的概念，指在日常生活中不需要有意识努力思考就能自动出现的想法。这些想法可能是关于即将进行的行动，或者是习惯性行为之前的思维过程。例如，当一个人准备点燃一根烟时，他可能不会意识到自己在做出这个决定之前已经有了一个关于吸烟的想法。这种自动化思维是我们很难注意到也很难意识到的。

自动思维七栏表

在心理咨询中，无论是认知—行为咨询还是正念冥想，都关注自动化思维。认知—行为咨询特别关注这种"自动思维"，它可能在我们能够意识到的连续想法中夹杂着一种具有自我批评和指责性质的想法，如"都怪我"。这种想法会激发消极情绪，如内疚、羞愧和担忧。由于这种想法很难被意识到，因此认知—行为咨询认为除了能够意识到并表达出来的想法之外，还存在一种更多地处于意识边缘、很难意识到并表达出来的第二股思想，即"自动思维"。这种自动思维大多与人际关系中的移情相关，也会在独处时产生。

为了识别并表达这种自动思维，认知—行为咨询要求我们在体验到特殊感觉之后立即回忆在体验到这种感觉之前瞬间产生的想法，并将其记录下来。这样有助于我们更容易地识别并表达这种自动思维。

总之，认知—行为咨询中的自动思维是指在特定情境中产生的，导致情绪、行为或生理反应的想法。这个概念强调了这种想法的自动产生性质，以及它对个体情绪和行为的影响。通过识别和表达这些自动思维，我们可以更好地理解自己的情绪和行为模式，从而采取更有效的策略来应对生活中的挑战。

❓问题一：识别自动思维

自动思维是自发涌现的，但是患者的潜在信念一旦被识别出来，自动思维就变得相对可预测了。自动思维经常非常简短，患者常将他们知觉到的情绪当成是想法的结果而非想法本身。患者感受到的情绪与他们的自动思维是有逻辑关联的。自动思维通常以"速记"的形式呈现，但是一旦治疗师问及思维的含义时，患者可以很容易地表达。自动思维可能是以词语的形式、视觉的形式（图像）或者是二者组合的方式呈现。自动思维可以通过它们的有效性及实用性来评估。

第一种，也是最常见的自动思维类型，即使客观证据与之相反，但在某种程度上思维是被歪曲的。像某些人过去之所以不想努力，是因为他们认为努力是不正常的，很多人不努力过得也挺好的。我们说心理是大脑的功能，是指基因遗传的作用；而心理是大脑对客观现实的反映，是指大脑与环境的相互作用。第二种，自动思维的类型是正确的，但形成的结论可能是歪曲的。例如，我没有做我承诺的事情，但是结论"我因此是个坏人"却并不适当。第三种，自动思维的类型是正确的，但断然是适应不良的。例如，为了准备一个考试，认识到需要花费大量时间来复习是正确的，但是准备凌晨三点起床是不良的适应方式。

总之，自动思维是与较明显的思想流共同存在、自发产生的，而非基于反省或深思熟虑。自动思维是简短的、稍纵即逝的，以"速记"的形式出现，并且以语词或图像的方式呈现。对自动思维进行识别、评估和反应（以更为适应的方式）通常会使情感发生积极的转变。

❓问题二： 评估自动思维

（1）支持这个想法的证据是什么？反对这个想法的证据是什么？

（2）还有什么别的解释或观点？

（3）如果发生了，最坏的结果是什么？如果发生了，我如何应对？最坏的结果是什么？现实的结果是什么？

（4）我相信自动思维有什么影响？我改变想法有什么影响？

（5）如果我的朋友或家人处于相同的情境，我会对他们说些什么？

（6）我会做什么？

通过上述步骤，可以实现：

（1）检验自动思维的正确性。

（2）发现其他解释或观点的可能性。

（3）对问题情境去灾难化。

（4）识别相信自动思维的影响。

（5）与想法保持距离。

（6）采取步骤解决问题。

❓问题三： 矫正自动思维

（1）控辩方技术：针对自己的想法，想出支持这个想法的理由，再想出反对的理由。

（2）发散思维：针对自己的想法想出多种理由。

（3）可能性技术：针对自己的想法，找出最好的结果以及最坏的结果，在这之间找出可能性最大的结果。

（4）代价收益技术：针对自己的想法，找出坚持这个想法的好处有哪些、坏处有哪些，并进行对比。

❷ 问题四：七栏表的使用

工具1 自动思维七栏表

1. 情境	2. 情绪	3. 自动思维（图像）	4. 支持功能失调思维的证据	5. 不支持功能失调思维的证据	6. 替代/平衡的思维	7. 重新评估情绪
你与谁在一起？你在做什么？什么时候？在哪里？	以一个字来描述每种情绪，评估情绪的强烈程度（0~100分）	回答下列部分或全部的问题：在我有这样的感受之前，我的心里想些什么？这说明了我是什么样的人？这对我、我的生活、我的未来有什么意义？我担心会发生什么事？如果这是真实的，那么可能发生的最坏的事是什么？别人会对我有什么样的感觉或想法呢？对其他人来说，这有什么意义？在这个情境里，我有什么样的图像或记忆？如果有什么样的话是什么呢？	圈出前一栏你想出能支持功能失调思维的证据。写下支持这一结论的实际证据	用提示栏1中的问题来问自己，帮助自己找出能支持功能失调思维的证据	用提示栏2中的问题来问自己，以便产生替代或平衡思维。评估你对替代或平衡思维的相信程度	誊抄第二栏中的感觉。按0~100分重新评估每一种情绪或任何新的情绪的强烈程度

工具2 自动思维提问卡

提示栏1 ————

帮你寻找不支持功能失调思维证据的问题

○ 我是否有些经验，表明这种思维并不是在任何时刻都是完全真实的？

○ 如果我最好的朋友或我所爱的人有这种思维，我会对他们说些什么？

○ 如果我最好的朋友或爱我的人知道我有这种思维，他们会对我说些什么呢？他们会提出什么样的证据，证明我的思维并非百分之百的真实？

○ 当我没有这种感觉时，我对这种情境是否会有不同的想法？如何不同呢？

○ 当我过去有这种感觉时，想些什么会帮助我觉得过得好些？

○ 我以前曾经历过这种情境吗？发生了什么事？目前的情境与以前的有什么不同？

○ 我曾经学到些什么，可以帮助我？

○ 有没有一些小事被我低估了，认为不重要？

○ 五年后，当我回忆今天的情境时，我会不会有不同的看法？我会不会关注我经历的其他部分？

○ 我有没有什么长处？或在这种情境里有什么积极的方面，我却没有注意到？

○ 在第三、四栏里，我有没有妄下结论，却缺乏支持我的证据？

○ 我是否为那些我控制不了的事责备自己？

提示栏2 ————

替代或平衡的思维

"思维记录"里的第六栏应概括第四、五栏中的重要证据。

1. 如果证据不支持不自主的思维，应写下与证据一致的对情境的替代看法。

2. 如果证据仅部分支持不自主的思维，应写下一个平衡思维，概括支持与抵触原来思维的证据。

3. 以0%~100%的量表评估对新的替代或平衡思维的相信程度。

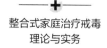
提示栏3

帮助产生替代或平衡思维的问题

○ 根据列在"思维记录"第四、五栏中的证据，有没有对情境的替代看法？

○ 写下一个句子，概括所有支持不自主思维的证据（第四栏）与不支持不自主思维的证据（第五栏）。能否建立一个综合了全部信息的平衡思维？

○ 假如有一位我所关心的人处在这种情境里，有这些思维，且有这些信息，我对他的忠告会是什么呢？

○ 我对他所处情况的了解将如何影响我的建议？

○ 假如我的功能失调思维是真实的，什么是最坏的结果？

○ 假如我的功能失调思维是真实的，什么是最好的结果？

○ 假如我的功能失调思维是真实的，什么是最实际的结果？

○ 我所信任的人能否想到其他了解情况的方法？

注意事项：

（1）对靶行为的确定问题——可操作性。

（2）常常将刺激情境与初次刺激的初始因混淆。

（3）行为过程分析不全面、不深刻。

（4）对行为后果分析不到位。

4）技术点4：理性情绪角色扮演技术

理性情绪角色扮演技术是借鉴心理剧疗法中"角色扮演技术"，为促进来访者认知观念内化而发展起来的认知疗法技术。

在心理剧中，来访者通过扮演某一角色，可以体会角色的情感与思想，从而改变自己以前的行为习惯。在心理剧中，来访者可以扮演自己家中的一位成员、一位朋友、一个陌生人或者一位治疗专家。剧情可以是一般的内容（离婚、母子冲突、家庭纠纷等），也可以是与来访者的实际情况相近似的内容。

角色扮演技术认为，人的角色不同，看问题（或事情）的视角就有差异，就会出现不同的思想观念和情绪感受。角色扮演技术认为，来访者体验不同角色的视角，就会产生不同的思想观念和情绪感受，体验多种角色后，来访者就能产生新感悟和情绪体验，从而促进问题解决。

认知疗法借鉴了角色扮演技术的理念，采用理性情绪角色扮演法。这种方法要求来访者先扮演理性角色，再扮演情绪角色，以此促进其接受理性观点，从而解决问题。例如，将"多吃蔬菜少吃肉有利于健康"的观点作为理性观点，而来访者坚持的"多吃肉少吃菜"的观点及其相关情绪和行为则作为情绪角色。在咨询过程中，来访者和咨询师分别扮演这两个角色，通过辩论来探讨这两种观点。之后，双方交换角色继续辩论。这样的过程旨在帮助来访者接受并内化理性观点。

❓问题一：理性情绪角色扮演技术的步骤

来访者表示自己从道理上明白自己的信念是错误的，但从感情上还是坚持原来的信念，这就造成理性和情绪上的冲突。这时咨询师就可以选择理性情绪角色扮演的方式，引导来访者接受理性信念而放弃原有的非理性信念。

第一步，确定理性信念和非理性信念，通过前期的认知咨询，来访者知道了原来的思想观念是非理性的、歪曲的，也了解到更为合理的、理性的信念。

第二步，来访者与咨询师分工进行角色扮演，来访者首先扮演情绪角色，咨询师扮演理性角色。也就是说，咨询不断表达自己不能接受新信念的观念，而咨询师则与来访者的非理性信念进行辩论，并不断质疑错误信念，不断提出新的解释。

第三步，来访者与咨询师交换角色，即来访者扮演理性角色，咨询师扮演情绪角色。双方交换台词辩论，咨询师用刚才来访者的说法来表达非理性信念，而来访者则用刚才咨询师的说法来回应。

❓问题二：理性情绪角色扮演技术的使用情景

心理学认为，我们明白道理，还需要接受这个道理，这个道理才能指导我们的行为，才能影响我们的情绪。也就是说，当我们明白多吃蔬菜少吃肉对健康有好处，我们还需要接受这个道理。接受道理后，我们才能从行为上改变过去多吃肉少吃或不吃蔬菜的不良习惯，养成多吃蔬菜少吃肉的健康饮食习惯，也才能改变自己对肉食或蔬菜的偏好。

也就是说，明白道理和接受道理不是一回事，是一个由外向内的转化过程，心理学用"内化"这个词加以描述。我们从他人或其他途径明白道理，这个道理是"外在的"，当我们认知到这个观念是正确的，对自己有好处，我们接受它并成为自己的观念后，这个观念就是"内在的"，外在观念变成内在观念的过程就是"内化过程"。

在心理咨询过程中，我们会经常发现这样的情况，来访者理性上明白道理是正确的，或者说这个观念对自己有好处，但在情感上或者意愿上并不接受这个观念，在自己的内心还是原有观念占据控制地位，个人的行为和情绪还是原来的样子。

这也意味着，让来访者既要"明白道理"，更要"接受道理"。心理咨询中有许多咨询技术，就是用来让来访者"明白道理"之后，实现"接受道理"的。我们把接受外部观念为个人自己内部观念的技术称为"认知内化的技术"，理性情绪角色扮演技术就是其中之一。

❓问题三：理性情绪角色扮演技术工具的使用

工具1　理性情绪角色扮演指导语

第一步，咨询师引导来访者监控自己的自动思维，然后通过认知技术矫正其自动思维，得到更合理的认知信念。比如，来访者躺在床上准备睡觉时，突然会冒出自动思维"煤气没有关掉，我该起来检查一下，要是不检查的话，我不放心，万一漏气怎么办？"接下来，他会产生焦虑和不安情绪，经过斗争以后，最终起来检查后才放心了。（说明：由于来访者涉及的自动思维比较多，这里仅以"关煤气阀"为例加以说明）

对于来访者的自动思维，治疗师首先采用控方辩方技术，来访者认识到自己的检查是多余的。几乎没有证据支持需要检查煤气阀的想法，相反很多证据都表明检查煤气阀是没有必要的。然后，应用可能性区域技术，引导来访者讨论不检查煤气阀的结果。最糟糕的可能性是煤气漏气，家人煤气中毒；最好的可能是煤气并没有泄漏，家人一切安好。经过可能性区域的分析，来访者感到自己的担忧是多余的，是不必要的。

虽然来访者认识到"睡前担心煤气阀的想法是不合理的，而且即使没有检查煤气阀也不会发生不幸的事情"，但他自己还是不愿意接受这个观念，不愿意放弃自己的焦虑。咨询师决定采取应用理性情绪角色扮演技术来促进来访者接受这个观念。

第二步，来访者扮演情绪角色，咨询师扮演理性角色，两人就此问题进行对话，对话中记录两人的谈话要点，方便后面交换角色时引用。

工具2　理性情绪角色扮演记录卡

合　理：_____

不合理：_____

是否多余：_____

证　据：_____

注意事项：

（1）对靶行为的确定问题——可操作性。

（2）常常将刺激情境与初次刺激的初始因混淆。

（3）行为过程分析不全面、不深刻。

（4）对行为后果分析不到位。

4．焦点解决疗法

1）技术点1：刻度化询问

刻度化询问技术是利用数值（如1～10），协助当事人将抽象的概念以比较具体的方式加以描述，其应用面十分广泛，无论在治疗会谈的哪个阶段，该技术都可以用来作为一种描述具体化的手段。

❓问题一：刻度化询问的作用

（1）可使描述具体化、行为行动化。

（2）可用来作为指导进展的指标，从中比较出不一样的变化。

刻度化询问

（3）刻度化询问给戒毒人员提供机会以特别的方式去定义他们自己。

（4）通过刻度化询问，指导者可以协助戒毒人员以直觉表达有关他们过去经验的观察和评量未来的可能性。

（5）刻度化询问可以应用在许多方面，它可以用来接近戒毒人员几乎对任何事的知觉。包括自尊、指导前改变、自信、愿意为改变投入的资本、对期待的改变、愿意

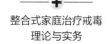

辛苦工作的程度、问题解决的优先级、希望的知觉、进展的评价。

❓问题二： 刻度化提问的使用情境

（1）当戒毒人员存在多个待解决的问题，可对每个问题都进行刻度化提问，对比各个问题的严重程度，以找到最迫切需要解决的问题。

（2）当戒毒人员存在某一问题需要持续反馈情绪和想法，可在问题解决初期、问题转变期、问题解决后期分别做一次刻度化提问，对比各个时期戒毒人员情绪和认知的转变，判断戒毒人员是否真的正在进行好的转变。

（3）当戒毒人员无法清楚地判断或表达对某一人物、事物、情境或事件的情绪和想法时，可以使用刻度化询问帮助其体会和感悟，通过具体化数值的变化，对比不同程度的感受，找到精确的水平。

（4）当戒毒人员正面临着转变，但无法清楚地描述自身的转变是什么时，可使用刻度化询问，帮助其对比过去和现在的数值变化，评估其对自身的转变态度和认识。

❓问题三： 刻度化询问的工具使用

工具1　刻度化问题卡

问句	使用情境
1．有这么多需要解决的问题，一次用1～10分来排序，最重要的评10分，你会给你想解决的事情怎么评分？请你分别在记录卡上做标注	适用于询问问题解决的优先等级，帮助戒毒人员找到自身所面临的最需要首先解决的问题
2．在咨询最开始时，你对自己的……打过一个分数，那么现在你针对这个问题会给自己打几分？请在你之前的记录卡上做标注	适用于在咨询的不同阶段，对戒毒人员的问题认知做出评估，让戒毒人员能够清楚地看到自己的转变
3．假设你最好的状况可以评10分的话，你会给自己现在的状况评几分？请你在记录卡上做标注	适用于询问戒毒人员目前的状况，特别是当戒毒人员无法准确地回答问题或是表达情绪时
4．上次你给自己的现状打了5分，如果今天再让你打一个分数，你会给自己评几分？请你在记录卡上做标注	适用于判断戒毒人员是否存在转变，特别当戒毒人员无法清楚认识到自己的转变时，这也是一种鼓励

续表

问句	使用情境
5．刚刚你给自己的状况评了5分，我还以为你会评3分呢？你不打3分打5分的理由是？	这一类问题可以穿插于咨询的各个阶段，引导戒毒人员对分数做出解释，或是通过分数让戒毒人员认识到情况其实没有那么糟糕，帮助戒毒人员重拾信心，表达自己的感受
6．你刚刚给自己评了1分，看来你觉得自己真的很糟，那么我们看一看如何不使状况变得更糟吧！至少我们下次不能评2分或者3分！	
7．你这一次又给自己打了3分，看起来你觉得没有什么改变，那你可以对比一下今天和上一次来到这里时的状态吗？有不一样吗？还是完全一样？	

工具2　刻度化询问记录卡

1．单次刻度化询问使用

0   10

问题：

分数：

描述和感受：

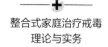

2. 连续性刻度化询问使用

第一次_____

0   10

第二次_____

0   10

第三次_____

0   10

问题：

分数变化：

描述和感受：

注意事项：

（1）刻度化记录卡的分数都为0至10，0代表最差，10代表最好。

（2）需要戒毒人员自己用笔在记录卡上标注出来，其感受才能更具象。

（3）分数代表戒毒人员当下的一种状态，但不能用数值的大小去评判戒毒人员状态的好坏或问题的严重程度，我们需要了解的是这个分数对于戒毒人员的意义，也要帮助戒毒人员自己去了解这个分数的意义。

（4）描述和感受是必须的，需要引导戒毒人员从分数出发，去尝试描述和表达自己的想法和感受。

2）技术点2：奇迹询问

奇迹问题是焦点解决短期治疗的重要技术之一，是指治疗师假设有某种奇迹发生，并用假设性的问题询问家庭成员，提出假设性解决方法，让他们都有机会猜测，让他们自己设法达到目标。

（1）焦点解决咨询的重点在于当事人想要什么不一样的生活，而不在于探究问题、成因。

（2）奇迹询问依照当事人的参照架构对问题解决了、问题不存在时的景象加以想象。

（3）焦点解决短期治疗假设之一：解决方法与问题不必存在必然的关系（Miller & Berg，1995）。二者可以分开，即解决方法归解决方法，问题抱怨归抱怨。二者不需要有直接关系。

（4）焦点解决短期治疗相信有许多可能的解决方法，奇迹询问的重点在于找出适合当事人自己的解决方法。

（5）奇迹询问有用的理由至少有两个：第一，问奇迹，允许当事人没有范围限制地思考各种可能性。第二，邀请当事人思考一个他们想要看到的改变目标。

（6）奇迹询问专注未来导向，引导当事人去看当他们的问题不再是问题时他们的生活景象，它将当事人的焦点从现在和过去的问题移动到一个比较满意的生活。

❓问题一： 奇迹询问的作用

（1）协助当事人找寻咨询目标。

（2）协助当事人找寻解决方法。

（3）协助当事人构想未来的景象，引出和问题解决有关的信息。

（4）比喻：玩拼图之前先看过"原貌"，有助于拼图工作的进行。

❓问题二： 刻度化提问的使用情境

（1）可以用来鼓励当事人思考可能的改变。

（2）可同时提供一个作为显示改变的指针。

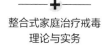

（3）陈述奇迹问句的原则。第一，讲话时放慢速度，逐渐地使用更加柔和的声音，确保对方有充足的时间将注意力从问题焦点转移到解决焦点上。第二，通过提出罕见或独特的"奇迹问题"，清晰地、富有戏剧性地标志着开始构建解决方案的过程。第三，由于这类问题要求描述未来，因此应该使用指向未来的词汇，例如："奇迹出现的迹象会是什么？"接下来，在进一步探讨相关问题时，为了促进转向解决方案的讨论，可以经常重复这句话："假设一个奇迹发生了，让你来到这里的问题得到了解决。"此外，如果对方重新关注于讨论问题本身，则应逐步引导他们的注意力回到当奇迹发生时，他们的生活将如何改变这一主题上来。第四，值得注意的是，奇迹式提问旨在激发想象力，而回答者给出的答案可能并不总是符合理想的目标特征。在这种情况下，咨询师的任务是通过一系列相关的提问帮助对方表达出他们所期待的更好、更令人满意的未来愿景。

❓问题三：奇迹提问的工具使用

工具1　奇迹提问卡

问句

（1）奇迹式提问。

①如果有一天，你一觉醒来后有一个奇迹发生了，问题解决了（或你看到问题正在解决），你如何得知？是否会有什么事情变得不一样？如果你不必跟你的太太说，太太就会知道的话，你想她是如何知道的？那时，你又会做些什么？

②有这种新的、很棒的感觉后，你又会做些什么？（你又会有什么不同）谁会因此有什么改变呢？

（2）水晶球提问。

①如果在你面前有一个水晶球，可以看到你的未来（或你美好的未来），你猜你可能会看到什么？

②如果在你面前有一个水晶球，可以看到你的太太发生改变，她会有什么不同？还会有什么事情发生？

③如果在你面前有一个水晶球，可以看到你未来的生活，你想我们会看到发生了什么？

（3）魔法棒提问。

①如果给你一支想象中的"魔法棒"，你挥动它你的家人就会发生变化，你要让他们改变什么？

②如果给你一支想象中的"魔法棒"，你挥动它，你自己会改变什么？当你改变了，你发现自己变成了什么样子？

（4）拟人化提问。

当问题已经解决时，如果我是墙上的一只苍蝇（或壁虎、闹钟），正在看着你，我会看到你做些什么不同的事？我如何得知你的感受已经不同了？你的家人又如何知道呢？他们会有什么不一样？

（5）结局式提问。

①如果这是最后一次的治疗谈话，当你走出去时，问题已解决了（或是你"至少"已经可以"开始"解决问题了），那么你会有些什么不一样？

②当问题已经解决时，你如何得知？

③当你今天开车回家时，你的问题已经解决了，你想你的家里会有什么不一样？你太太对你会有什么不一样？你们的关系会有什么改变？

注意事项：

（1）刻度化记录卡的分数都为0～10，0代表最差，10代表最好。

（2）需要戒毒人员自己用笔在记录卡上标注出来，其感受才会更具象。

（3）分数代表戒毒人员当下的一种状态，但不能用数值的大小去评判戒毒人员状态的好坏或问题的严重程度，我们需要了解的是这个分数对于戒毒人员的意义，也要帮助戒毒人员自己去了解这个分数的意义。

（4）描述和感受是必需的，需要引导戒毒人员从分数出发，去尝试描述和表达自己的想法和感受。

3）技术点3：问题外化技术

外化问题技术是叙事疗法中的一个重要手段，它旨在治疗过程中区分个体与其面临的问题之间的关系。这种方法有助于避免给求助者贴上消极标签，从而增强他们解决问题的积极性和能力。此外，通过鼓励求助者认识到不应该仅凭一句"我就是这样的人"来逃避责任，而是应该勇于承担起改变现状的责任，这有利于改善求助者如何看待自身及周围世界的方式。

采用外化问题技术在于帮助来访者重新定义自我身份，不再完全认同于自己所遇到的问题；并且促使他们调整看待这些问题的态度及其对日常生活造成的影响。当个人能够从新的角度审视自己与他人之间的联系时，便有机会融合个人经历与主流文化背景下形成的知识体系，进而发现两者之间可能存在的矛盾之处。基于此认识，人们可以探索更多可能性，甚至挑战那些曾经限制着他们的传统观念。

❓问题一：问题外化的作用

（1）减少无益的人际冲突，包括争吵谁该为问题负责。

（2）许多人在努力解决问题后仍然遭遇失败，对问题的持续存在常常会感到挫败。

（3）促进合作。鼓励人们相互合作，共同应对挑战，减少问题对生活和家庭关系的负面影响。

（4）探索新途径。激发人们采取行动，帮助他们从问题及其影响中恢复生活和家庭和谐。

（5）轻松应对。引导人们采用更加轻松、有效且无压力的方式处理非常严重的问题和困扰。

（6）促进交流。提供对话的机会，避免人们在面对问题时感到孤立无援。

❓问题二：问题外化的使用情境

（1）帮助人们区分自己的生活及与他人的关系，从那些他们认为压抑的知识和故事中解脱出来。

（2）帮助他们改变感到受压抑的生活方式。

（3）鼓励人们根据更加积极正面的个人自我故事来重塑自己的生活。

❓问题三：问题外化工具的使用

工具1　问题外化提问卡

问句

1．影响力问话

第一组提问鼓励人们找出问题对他们的生活和关系的影响。第二组提问鼓励人们找出问题对他们一生的影响。

（1）为问题的影响力画蓝图。蓝图的意思是指全面而又系统地探讨问题对人的影响。例如详细询问问题对当事人、对母亲、对父亲和对父母间关系的影响。

（2）为人的影响力画蓝图。

2．界定要外化的问题

（1）随着治疗过程深入，动态地界定问题。

（2）当事人对问题的界定通常很特定。例如，有些人有睡眠问题，但尝试过很多方法都没有效果。在咨询过程中，可以和来访者一起尝试将问题一般化，因为来访者很可能存在缺失安全感的问题。

（3）通俗地界定问题很重要。许多来访者在咨询前可能已经上网查过资料，或者看过精神科医生，因此他们可能会将自己的问题描述为"抑郁症""双相障碍"或"精神分裂症"等专业术语。此时，需要帮助来访者对其问题做出更确切的定义。例如，如果来访者说自己患有"精神分裂症"，经过探讨后可以将问题重新定义为"精神分裂症使来访者感觉自己像生活中的过客"。

3．独特的结果

独特的结果是指那些被忽视但对人非常重要的生活经验。例如，一个人可能对社交恐惧，但偶尔也能主动且较好地与人交谈。这样的经验就是他在诉说自己社交问题时的独特结果。

（1）过去的独特结果。

（2）现在的独特结果，即咨询过程中发生的。

（3）未来的独特结果，指对未来生活的预期。

修正人与问题的关系：通过帮助人们认识到自己对问题的影响力，并在探索中挖掘出人与问题关系下的独特结果，可以鼓励来访者依据这些独特结果实行新的意义。同时，拒绝那些与问题的生存必要条件合作，从而修正自己与问题的关系。

注意事项：

（1）刻度化记录卡的分数都是0～10，0代表最差，10代表最好。

（2）戒毒人员自己用笔在记录卡上标注，才能够获得更具象的感受。

（3）分数代表戒毒人员当下的一种状态，但不能用数值的大小去评判戒毒人员状态的好坏或问题的严重程度，我们需要了解的是这个分数对于戒毒人员的意义，也要帮助戒毒人员自己去了解这个分数的意义。

（4）描述和感受是必须的，需要引导戒毒人员从分数出发，去尝试描述和表达自己的想法和感受。

4）技术点4：叙事解构及重构技术

【1】问题

治疗师所询问的问题一般都与特定的对话相套用，这些对话的目的可能是未来探讨特定事件、主流文化的规则或禁令等。

治疗师会通过问题引发来访者的感受，而不是依靠问题去收集信息。治疗师会以"不知道"的态度为出发点去询问问题。通过问问题的过程，治疗师将帮助来访者探索生活情境的不同维度。

【2】外化和解构

治疗师帮助来访者解构那些关于事件的想当然的假设，从而达到解构问题性故事的目的，这将为来访者打开通往新可能的大门。

外化是叙事疗法中解构过程的一个部分。这一过程会将个体与问题分开。如果来访者认为问题并不存在于自身，他们就能够理解自己与问题的关系。例如，认为一个人酗酒和认为一个人的生活被酒精所干扰就是完全不同的视角。

外化练习会对压迫性的、问题性的故事起到抵消作用，并让来访者感到自己有能力去解决所面临的问题。外化联系的两个步骤是：第一，探索问题对个体生活的影响；第二，探索个体的生活对问题形成的反作用。

探索问题对个体的影响时常能够提供丰富的信息，并能减轻人们的受责备感和内疚感。

"这个问题第一次出现在什么时候？""如果这个问题还要持续一个月（或任意一段时间），那这对你而言意味着什么？""这个问题在多大程度上影响了你的生活？""这一问题对你影响有多深？"

【3】发掘独特的事件

在叙事疗法中，外化的问题之后一般会紧跟着发掘独特事件的问题。治疗师要求来访者谈及自己对抗问题的成功经历。这样做可以让来访者把注意力放在那些与问题相反的情境上。

治疗师可能会问："是否曾经出现过这样的情况，你的愤怒希望控制你，但是你却成功地摆脱了它的控制？""那时的情况怎么样？""你是如何做到的？"

在来访者对独特事件进行叙述后，可通过直接的和间接的问题引导来访者叙述他们自己更加喜欢的故事：

"你认为我从你对生活的希望以及你所做的努力中看出了什么？""你认为这会如何影响我对你这个人的看法？""在所有认识你的人中，谁对你逐渐不再被问题所控的情况感到最不惊讶？""如果你希望充分运用你对自身的理解，你会做出怎样的努力？"

循环问题可以帮助人们将独特事件的故事转换为解决问题的故事。

"你已经取得了如此大的进步，你认为哪些人应该了解这一点？""我猜有很多人对你的看法还停留在过去，你认为应该如何去更新人们的看法？""如果有人出于和你一样的原因前来治疗，我能否和他们分享任何你的重要发现呢？"

【4】替代性的故事和再创作

治疗师要求来访者通过独特事件来重新创作故事：新的故事中不应包括那些以问题为中心的故事。

替代性的故事或叙述的最终目标是帮助来访者建立这样的认知：今天就是我余生中的第一天，也是新的一天。

【5】记录证据

叙事疗法的治疗师认为，只有在有听众支持和鼓励的情况下，新产生的故事才可能延续下去。要使替代性故事有生命力，来访者需要有意识地寻找一个愿意对正在发生改变的消息充满欣赏的听众。

巩固来访者收获的其中一项技术便是写信。叙事疗法的治疗师率先创造出了写信的治疗方式。在信中，治疗师会记录每次的治疗过程、对问题进行外化性描述，其中可能涉及问题对来访者的影响及来访者在治疗过程中所体现出来的能力和才能。

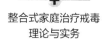 问题一：故事解构

（1）减少无益的人际冲突，包括关于谁应负责的争论。

（2）降低失败感。很多人在努力解决问题但仍然失败后，常感到失败。

（3）促进合作。让人相互协作，共同努力应对问题，减少问题对生活及家庭关系的影响。

（4）探索新的解决途径，帮助人们采取行动，克服问题及其带来的影响，恢复生活和家庭关系的和谐。

（5）对于非常严重的问题采取更加轻松、高效且无压力的方法处理。

（6）提供对话机会，帮助人们避免独自面对问题的困境。

问题二：发掘独特事件

（1）帮助人们区分自己的生活及与他人的关系，使之脱离那些他们认为对生活产生负面影响的知识和故事。

（2）帮助他们挑战感到压抑的生活方式。

（3）鼓励人们依据更加积极、符合个人自我认知的故事来重塑生活。

问题三：替代性故事和再创作

问题四：工具的使用

注意事项：

（1）刻度化记录卡的分数都是0～10，0代表最差，10代表最好。

（2）戒毒人员自己用笔在记录卡上标注，才能够获得更具象的感受。

（3）分数代表戒毒人员当下的一种状态，但不能用数值的大小去评判戒毒人员状态的好坏或问题的严重程度，我们需要了解的是这个分数对于戒毒人员的意义，也要帮助戒毒人员自己去了解这个分数的意义。

（4）描述和感受是必须的，需要引导戒毒人员从分数出发，去尝试描述和表达自己的想法和感受。

5）技术点5：卡牌游戏技术

"OH卡牌"是一款心理学游戏，也有人叫"OH Cards潜意识投射卡"。OH卡

牌由在加拿大攻读人本心理学硕士的德国人Moritz Egetmeyer和墨西哥裔的艺术家Ely Raman共同研发，是一种"自由联想卡"及"潜意识投射卡"的系统。

一共176张牌，由图画卡和引导卡两组组成，各88张。图画卡展示了涵盖生活各方面的水彩画图案，而引导卡则印有文字，为这些图案提供了背景。任意组合一张图画卡和一张引导卡，就能产生7744种不同的搭配。OH卡牌通过独特的图文组合激发创造力与想象力，促进认知发展，增强自我觉察，并帮助我们更深入地了解自己的内心世界。此外，它还能用于提升倾听与理解能力，避免批判或竞争心态，在尊重隐私的前提下促进情感、观念及心理上的交流，帮助人们发现自身盲点，最终找到解决问题的方法，发掘个人潜能。

❓问题一：个体OH卡牌的使用（规则）

> **玩法1：心灵快照，可用主题：探索自我**
>
> 1. 随机从牌堆中抽取一张卡
> 2. 试着问自己，从这张卡片中"看到了什么？"
> 3. 从这个图案/文字/卡片会联想到什么？
> 4. 此时此刻，有什么感觉？

❓问题二：个体OH卡记录表的使用

（1）帮助人们区分自己的生活及与他人的关系，使之脱离那些他们认为对生活产生负面影响的知识和故事。

（2）帮助他们挑战感到压抑的生活方式。

（3）鼓励人们依据更加积极、符合个人自我认知的故事来重塑生活。

6）技术点6：沙盘游戏技术

沙盘游戏，亦称"箱庭疗法"，是在治疗师的引导下，让来访者从摆放着各种微型模型（玩具）的架子上自由挑选小模型，并将它们放置于盛有细沙的特制容器（即沙盘）内，以此构建出特定的场景。随后，治疗师会运用荣格提出的"意象"理论来解析这些由来访者创作的作品。

基于心理分析及无意识的理论框架，沙盘游戏治疗特别强调共情与共鸣的作用。它利用沙盘中原型和象征性元素的功能，旨在促进参与者深层次自我认知的发展，从而达到心理分析与治疗相结合的效果。这正是沙盘游戏作为一种独特心理干预手段的核心特点所在。

❓问题一：沙盘游戏的原理及作用

（1）在无意识水平上进行分析与治疗，这是弗洛伊德精神分析和荣格分析心理学的传统。意识与无意识之间的分裂与冲突构成了大多数心理病症的根源。在治疗与分析过程中，通过沟通无意识，建立意识与无意识之间的桥梁，进入无意识来化解各种情结，并通过无意识增加和扩充意识自我的容量和承受力，这些都是沙盘游戏治疗的基本考虑。实际上，对于整个心理分析来说，无意识不仅是一种理论，还具有重要的方法论意义。例如，弗洛伊德精神分析的"三大方法"——自由联想、梦的解析、移情与暗示——都与其个体潜意识观念有着必然的联系。

（2）沙盘游戏治疗工作室的特色主要体现在两个方面：一个是干沙盘，另一个是可以加水的湿沙盘；此外还有分类齐全的沙盘模型，包括各种人物、动物、植物、建筑材料、交通工具以及宗教和文化雕塑等。这些沙盘模型作为象征性的载体，通过不同形状的沙盘模型捕捉和把握原型及其意象的意义。卡尔夫在《沙盘游戏治疗杂志》创刊号上撰文介绍了沙盘游戏治疗及其意义，并提出了对沙盘游戏分析师的基本要求。其总结说，作为沙盘游戏分析师，除了需要具备心理学的基础和训练外，还必须满足两个重要条件：一是对象征性的理解能力；二是能够创造一个自由且受保护的空间。

（3）感应是所有心理分析包括心理治疗中的关键因素。它影响甚至决定了麦斯麦（F. Mesmer）催眠术的治疗效果，同时也是弗洛伊德自由联想法及荣格积极想象法背后的重要机制之一。首先，个人参与沙盘游戏可以帮助深入探索内心世界，促进自我与潜意识之间的对话，更好地理解自己的深层次需求。其次，家庭沙盘游戏有助于改善家庭成员之间的关系，促进深层次的心灵交流，特别是在培养孩子良好性格习惯方面发挥积极作用。最后，对于特定群体，如学生、教师、医护人员、企业管理层、销售人员或公务员等开展沙盘游戏活动，则有利于增强团队精神，提高团队凝聚力，培养协作型人才，发现共同点，加强成员间的精神联系，从而改善整体氛围。

❓问题二：沙盘提问卡

（1）帮助人们区分自己的生活及与他人的关系，使之脱离那些他们认为对生活产生负面影响的知识和故事。

（2）帮助他们挑战感到压抑的生活方式。

（3）鼓励人们依据更加积极、符合个人自我认知的故事来重塑生活。

参考文献

[1] 顾明远. 教育大辞典[M]. 上海：上海教育出版社，1998.

[2] 林崇德. 心理学大辞典[M]. 上海：上海教育出版社，2003.

[3] 维琴尼亚·萨提亚. 萨提亚家庭治疗模式[M]. 北京：世界图书出版公司，2018.

[4] 贝曼. 萨提亚冥想[M]. 北京：中国轻工业出版社，2009.

[5] 徐汉明，盛晓春. 家庭治疗——理论与实践[M]. 北京:人民卫生出版社，2010 .

[6] 林崇德. 心理学大辞典（下卷）[M]. 上海：上海教育出版社，2003.

[7] 樊富珉，何瑾. 团体心理辅导[M]. 上海：华东师范大学出版社，2010.

[8] 周圆. 团体辅导：理论、设计与实例[M]. 上海：上海教育出版社，2013.

[9] 徐西森. 团体动力与团体辅导[M]. 广州：世界图书出版广东有限公司，2003.

[10] 江光荣. 心理咨询的理论与实务[M]. 北京：高等教育出版社，2012.

[11] 凯利·麦格尼格尔. 自控力[M]. 北京：北京联合出版公司，2021.

[12] 道格·亨施. 心理韧性的力量[M]. 北京：北京联合出版公司，2017.

[13] 佩恩. 叙事疗法[M]. 北京：中国轻工业出版社，2012.

[14] 王玉龙. 家庭无效环境对不同家庭类型青少年自伤行为的作用[J]. 中国特殊教育，2015（05）.

[15] 张志学. 家庭系统理论的发展与现状[J]. 心理学探新，1990（01）.

[16] 武佩佩，李秋洁，孔繁莹，等. 家庭系统理论视角下监护室探视制度的研究[J]. 护理研究，2012（16）.

[17] 陈友庆，陶君. 重要他人情境对青少年意图判断诺布效应的影响[J]. 心理与行为研究，2016，14（04）.

[18] 李红艳. 打破原生家庭的强迫性重复[J]. 心理月刊, 2020, 15（05）.

[19] 赵璇, 乔昆, 霍小宁, 刘小丽, 姚毅林, 张鹏. 萨提亚家庭治疗对慢性精神分裂症患者的效果研究[J]. 四川精神卫生, 2018, 31（05）.

[20] 李红, 关北光. 四川藏羌中学生运动成绩与家庭资源的比较研究[J]. 乐山师范学院学报, 2019, 34（08）.

[21] 张登印, 俞国良, 林崇德. 学习不良儿童与一般儿童认知发展、学习动机和家庭资源的比较[J]. 心理发展与教育, 1997（02）.

[22] 朱海娟, 赵俊杰. 萨提亚家庭治疗模式的理论及应用[J]. 百家论坛, 2008（09）.

[23] 陈芳. 萨提亚家庭治疗模式评述[J]. 社会心理科学, 2013, 28（02）.

[24] 黄华. 原生家庭对婚姻关系的影响:基于Bowen理论的探讨[J]. 经济与社会发展, 2006（06）.

[25] 刘琳, 任巧玲, 岳淑英, 卢世臣, 詹来英, 付凤珍. 家庭教育对精神分裂症患者家庭环境及其情感表达的影响[J]. 中国实用护理杂志, 2005（22）.

[26] 汪新建. 关系的探究与调整：西方家庭治疗的新视角[J]. 南京师大学报（社会科学版）, 2004（01）.

[27] 张樊, 李福根, 张虎. 鲍温家庭系统理论视角下涉罪未成年人个案分析[J]. 湖北文理学院学报, 2019, 40（07）.

[28] 姚峰. 心理学视角下中国传统家训的当代启示——以《颜氏家训》为例[J]. 吉首大学学报（社会科学版）, 2017, 38（S1）.

[29] 周洁. 宽严有度做慈父——访中国人民公安大学犯罪心理学专家李玫瑾[J]. 人民公安, 2013（11）.

[30] 薛刚, 常青. 美国家庭的界限感[J]. 建筑工人, 2018, 39（02）.

[31] 代萍. 系统家庭治疗模式及其应用[J]. 中外企业文化旬刊, 2014（02）.

[32] 李宇彤. 家庭系统模式与家庭治疗[J]. 承德医学院学报, 1998（01）.

[33] 蔡玲燕. 重构生命故事：叙事疗法在个案咨询中的运用[J]. 青少年研究与实践, 2019（02）.

[34] 王莹, 韩立欣, 杭荣华. 巴林特小组对心理学研究生自我觉察、人际交往与效能感的干预作用[J]. 皖南医学院学报, 2019, 38（02）.

[35] 李海亮. 自我觉察对大学生心理健康教育的意义及实现途径探析[J]. 课程教育研究，2018（24）.

[36] 李君. 自我觉察与统整在情绪调节中的应用[J]. 决策探索（下半月），2017（08）.

[37] 江雅琴，赵欣颖. 基于萨提亚家庭治疗的自我剖析[J]. 社会心理科学，2014，29（06）.

[38] 朱海娟，赵俊洁. 萨提亚家庭治疗模式的理论及应用[J]. 神州，2019（12）.

[39] 吴燕霞，王强. 萨提亚模式团体干预对大学生自尊的影响和追踪研究[J]. 中国健康心理学杂志，2014，22（01）.

[40] 任洁. 萨提亚治疗模式在改善大学生人际关系中的应用研究[J]. 校园心理，2017，15（04）.

[41] 张向葵，吴晓义. 自我尊重：学校教育不容忽视的心理资源[J]. 教育研究，2003（01）.

[42] 姚玉红，刘亮，赵旭东. 不同性别低年级大学生的自我分化与心理健康：自尊的调节作用[J]. 中国心理卫生杂志，2011，25（11）.

[43] 王娜娜，汪新建. Bowen家庭治疗模式评析[J]. 医学与哲学，2005，26（08）.

[44] 徐辉. 浅议内隐的家庭规则对儿童的影响[J]. 少年儿童研究，2009（18）.

[45] 高丽娜. 萨提亚模式在高校行为失范学生教育工作中的应用[J]. 兵团教育学院学报，2017，27（02）.

[46] 王夏. 基于归因论浅析家庭教育理念对学习行为的影响机制[J]. 科技资讯，2020，18（03）.

[47] 庄子运. 父母心理控制与青少年攻击性：敌意归因偏见的中介作用[J]. 青少年学刊，2020（02）.

[48] 施健. 家庭教育中家长的角色[J]. 中小学心理健康教育，2020（01）.

[49] 孙开一，赵士谦. 家庭教育中父母角色的反思与重塑[J]. 法制与社会，2020（09）.

[50] 陈礼灶. 萨提亚家庭治疗对处理人际关系的启示[J]. 青年与社会，2014（15）.

[51] 傅文青，岳文浩. 系统式家庭治疗原则及试用经验[J]. 中国健康心理学杂志，2000（04）.

[52] 杨昆，汤宇，许秀峰，赵旭东. 系统家庭治疗技术的临床运用（一）[J]. 中国心理卫生杂志，2000（03）.

[53] 舒敏，饶夏微. 论结构家庭治疗在中国的文化适应性及其本土化途径[J]. 科技经济市场，2007，126（07）.

[54] 顾薇. 家庭重塑——让爱真实流动[J]. 大众心理学，2017（011）.

[55] 方必基，张樱樱，童辉杰. 叙事心理治疗述评[J]. 神经疾病与精神卫生，2006（01）.

[56] 包涵，郑田伟. 国内叙事心理治疗研究小议[J]. 知识经济，2012（24）.

[57] 张淑萍，牛慧君，李蔓荻. 团体心理辅导对护生人际关系及班级凝聚力的影响[J]. 护理学杂志，2013，13（073）.

[58] 周晓荣，刘美丽，高春燕. 心理干预中放松训练的研究进展[J]. 护理学杂志，2003（05）.

[59] 陈静. 素质教育模式下的团体心理辅导研究[J]. 学理论，2012（08）.

[60] 郑日昌，李占宏. 共情研究的历史与现状[J]. 中国心理卫生杂志，2006（04）.

[61] 任静. 萨提亚家庭治疗模式介入亲子冲突家庭的实务研究[D]. 武汉：华中师范大学，2016.

[62] 吴丹. 萨提亚家庭治疗理论视角下的个案应用探索[D]. 北京：首都经济贸易大学，2014.

[63] 苏剑楠. 女性精神科护士工作家庭冲突、工作倦怠和抑郁症状关系研究[D]. 沈阳：中国医科大学，2016.

[64] 彭丹丹. 叙事疗法对强戒所内女性吸毒者家庭关系改善的介入研究[D]. 武汉：华中科技大学，2017.

[65] 梁琦. 团体心理辅导对提升大学生自我接纳和人际信任的应用研究[D]. 太原：山西师范大学，2014.

[66] 宋睿苗. 萨提亚模式对初中生自我接纳与接纳他人的促进性研究[D]. 太原：山西师范大学，2012.

[67] 王俊. 萨提亚模式的团体辅导对大学生自我认同的干预研究[D]. 金华：浙江师范大学，2016.

[68] 贺庆莉. 萨提亚家庭治疗模式的个案研究及其在中国本土化发展的价值探讨[D].

西安：陕西师范大学，2010.

[69] 沈彩霞. 儿童心理需要满足对网络行为及情感体验的影响：自我决定理论的视角[D]. 北京：北京师范大学，2014.

[70] 杨肖. 成年人怀旧心理、疏离感和自我价值感的关系研究[D]. 福州：福建师范大学，2013.

[71] 吴燕霞. 萨提亚治疗模式在改善大学生自尊和人际关系中的应用探索[D]. 上海：华东师范大学，2007.

[72] 刘迪. 心理资源损耗对公平行为的影响研究[D]. 金华：浙江师范大学，2012.

[73] 龚亚飞. 大学生性格内外向、归属感与线上社交网络使用的关系研究[D]. 贵阳：贵州师范大学，2016.

[74] 葛栋. 大学生自我分化、成人依恋与生活满意度的相关研究[D]. 武汉：华中师范大学，2014.

[75] 赵芳. 结构式家庭治疗的理论技术及其与中国文化的契合性研究[D]. 南京：南京师范大学，2007.

[76] 张秀琴. 家庭心理学思想的理论研究[D]. 南京：南京师范大学，2008.

[77] 张曦. 吸食合成毒品类女性强戒人员戒毒动机激发团体辅导效果研究[D]. 武汉：华中师范大学，2018.